AÇÃO EM POLÍTICAS DE SAÚDE

AÇÃO EM POLÍTICAS DE SAÚDE

2022

Coordenador
Francisco Ramos

ALMEDINA

AÇÃO EM POLÍTICAS DE SAÚDE

COORDENADOR
Francisco Ventura Ramos

EDITOR
EDIÇÕES ALMEDINA, S.A.
Avenida Emídio Navarro, 81, 3D – 3000-151 Coimbra
Tel.: 239 851 904 · Fax: 239 851 901
www.almedina.net · editora@almedina.net

CAPA
Joana Carvalho

PAGINAÇÃO
Rosa Baptista

IMPRESSÃO E ACABAMENTO
ARTIPOL - www.artipol.net

setembro 2022

DEPÓSITO LEGAL
504821/22

Biblioteca Nacional de Portugal – Catalogação na Publicação

AÇÃO EM POLÍTICAS DE SAÚDE

Ação em políticas de saúde / coord. Francisco Ramos. – (Olhares sobre a saúde)
ISBN 978-989-40-0767-8

I – RAMOS, Francisco

CDU 614

ÍNDICE

NOTA DE ABERTURA

Em 2008, na sequência da sua saída do Governo, António Correia de Campos criou, na Escola Nacional de Saúde Pública, uma unidade curricular denominada «Economia Política das Reformas da Saúde». A partir da sua intensa experiência governativa nos três anos imediatamente anteriores, Correia de Campos consolidou o conhecimento teórico e combinou-o com a experiência prática de liderar importantes reformas no sistema de saúde. Como ponderar e valorizar a fundamentação científica face às opções políticas e ideológicas? Insistir em consensos abrangentes ou em maximizar os resultados? Como lidar com a inevitável escassez de recursos, qual o custo de oportunidade das atividades sacrificadas? Estas e outras questões foram partilhadas com os alunos da Escola durante vários anos, contribuindo para a sua mais completa formação em saúde pública.

Quando Correia de Campos assumiu a Presidência do Conselho Económico e Social, herdei a coordenação desta disciplina. Entendi que deveria mudar o enfoque principal, pois a génese e o desenho das reformas do período de 2005 a 2007 apenas poderiam ser ensinadas pelo seu mentor. A unidade curricular passou então a designar-se «Economia Política da Saúde» e a ter como objetivo fundamental apresentar aos alunos um retrato atualizado da execução das reformas iniciadas naquele período, também enquadrado por outros temas essenciais da política de saúde, como o financiamento (público ou através de seguradoras privadas), o perfil epidemiológico da população ou o envolvimento e a participação das associações de pessoas que vivem com doença. Para apresentar todos estes temas, sempre se tentou trazer à Escola os protagonistas de cada uma das respetivas áreas da política da saúde.

A pandemia da covid-19 forçou aulas à distância, por videoconferência, e abriu a possibilidade pragmática de, através da gravação das aulas do ano letivo 2020–2021, compilar os diversos ensaios que são apresentados nesta obra, a partir de cada uma das aulas realizadas. Neste livro, retrata-se o sistema de saúde português, com base em diversos e diferentes olhares de protagonistas e responsáveis. Este retrato foi feito no momento em que se combatia a maior pandemia do século, mas perspetivando sempre o futuro próximo. Não se consegue, nem tal seria possível, ser exaustivo na lista de tópicos e temas relevantes para o total entendimento e compreensão do sistema de saúde em Portugal no século XXI, mas o conjunto de artigos que compõem este livro proporciona um impressivo «fresco» de um sistema de saúde alicerçado num Serviço Nacional de Saúde que é, simultaneamente, a mais importante conquista do 25 de Abril e uma das maiores utopias do mundo moderno. Na verdade, os valores de solidariedade que sustentam a ideia do SNS estão, progressiva e persistentemente, desenquadrados dos valores neoliberais e individualistas que se afirmam como *mainstream* nas sociedades que nos são próximas, geográfica e culturalmente. Esta obra pretende ser um instrumento de valor para o estudo do sistema de saúde português, das suas forças e mais valias, dos seus pontos fracos e das dores que as mudanças e reformas sempre provocam.

Palavras de reconhecido agradecimento são devidas a todos os preletores das aulas/autores dos textos, que rápida e prontamente aceitaram participar nesta obra. Um caloroso obrigado é também devido a todos os alunos de Economia Política da Saúde do ano letivo de 2020–2021, que autorizaram a gravação das aulas, passo indispensável para registar os textos. O coordenador agradece o pronto apoio e envolvimento da Escola Nacional de Saúde, na pessoa da sua ex-diretora, Professora Carla Nunes, da editora Almedina, na pessoa de Ana Margarida Pinheiro, e da Gilead Sciences Portugal, na pessoa de Sara Dias. Uma muito especial palavra de reconhecimento e agradecimento a Helena Marteleira, pelo trabalho essencial e imprescindível de transcrição das gravações, edição dos textos para revisão final por cada um dos autores e colaboração na formatação final da obra.

FRANCISCO RAMOS

TEXTO INTRODUTÓRIO

A saúde é cada vez mais um tema central na nossa sociedade e o direito a ela uma das maiores conquistas alcançadas. Mas, à semelhança do que acontece com outras conquistas sociais, mesmo as que consideramos mais básicas, é cada vez mais evidente que não as podemos, nem devemos, dar por garantidas.

É fundamental acautelarmos que o direito à saúde perdura, mesmo em contextos de grande mudança e disrupção, como o que vivemos atualmente e que viveremos certamente no futuro mais próximo.

Os últimos anos de crise económica e pandémica contribuíram para agudizar os enormes fossos de desigualdade económica e social, agravando os ciclos de pobreza em todo o mundo, que, por sua vez, alimentam ciclos de doença. Estes ciclos andam de mãos dadas e perpetuam-se por gerações. As políticas em saúde devem ser capazes de contribuir para quebrar estes ciclos de doença e de pobreza, garantindo a todos a equidade de acesso a cuidados de saúde de qualidade.

Quando comparamos os países da Europa, encontramos muitas desigualdades, e o acesso atempado à inovação é uma das áreas na qual precisamos de apostar enquanto país. O acesso à inovação significa mais valor para o doente e para a sociedade e é o que verdadeiramente distingue os países do pelotão da frente. É necessário olhar para a promoção da investigação clínica e para modelos de financiamento inovadores que permitam dar resposta aos novos desafios como o da medicina de precisão, pois o tempo em que uma solução servia muitos ficará cada vez mais distante. Caminhamos a passos largos para uma medicina cada vez mais individualizada e feita à medida das necessidades de cada pessoa.

Ouvimos há muito que a melhor estratégia para defender a saúde é apostar na prevenção da doença, e, nesta matéria, o caminho é também longo. Apostar em mais e melhor literacia em saúde, para promover escolhas mais saudáveis e informadas e incluir a saúde em todas as políticas transversais à nossa sociedade, são medidas fundamentais para nos reposicionarmos neste caminho de sustentabilidade e de longevidade.

A definição de políticas, seja em que área for, não é nem deve ser uma via de sentido único que tem a sua origem no decisor e o seu fim no cidadão. É necessário desafiar este *statu quo* e promover uma cada vez maior participação cívica, em que o cidadão tenha o direito e se sinta livre de intervir e de ter uma voz ativa e participada na definição de políticas. Esta participação assume especial relevância quando falamos da definição de políticas que têm impacto direto na nossa saúde e na nossa qualidade de vida.

Por último, e como não poderia deixar de ser, deixo algumas reflexões sobre as pessoas, as que tratam e as que são tratadas. Quantas vezes dizemos que o doente deve estar no centro de tudo o que fazemos? Mas será que os modelos de prestação de cuidados atualmente em vigor, alguns deles desenhados há décadas, servem esta visão? Quantas vezes dizemos que é necessário humanizar a prestação de cuidados e valorizar os profissionais de saúde? Mas será que os atuais modelos de gestão têm em conta o capital humano que constitui o SNS, zelando pela sua formação, desenvolvimento e realização profissional? A visão tem de ser cada vez mais holística. É necessário descentralizar o que deve ser descentralizado e reforçar uma aproximação à pessoa que vive com a doença cada vez mais multidisciplinar e interdisciplinar a bem da eficácia, da boa gestão de recursos e da qualidade dos serviços prestados, com ganhos para quem presta cuidados e para quem os recebe. É cada vez mais premente promover o trabalho em rede, estabelecer diálogos entre os universos público e privado e aproximar academia e indústria, pois, para enfrentar os desafios atuais e os futuros, todos somos necessários.

Portugal precisa de políticas de saúde realmente centradas no cidadão, tendo em conta o contexto e desafios atuais, para que possamos continuar a olhar para a saúde como um direito duradouro, que é o motor da nossa vivência plena e da criação de riqueza e prosperidade para o nosso país.

VITOR PAPÃO
Diretor-geral Gilead Sciences

PREFÁCIO

António Correia de Campos
Antigo Ministro da Saúde
Membro do Grupo de Líderes Global, na luta contra a resistência aos antimicrobianos (GLG/AMR)

O período de 20 anos que é adotado nos diversos artigos deste livro fornece uma extraordinária experiência natural na evolução do nosso sistema de saúde e do papel que o SNS nele tem desempenhado. Em 20 anos a economia desacelerou, corrigiu modestamente, caiu abruptamente, manteve um longo sofrimento recuperando com lentidão exasperante, para ser depois quase desmantelada por uma crise pandémica de efeito global, imprevisível, violenta e ainda não debelada, cujas sequelas — logística, capacidade produtiva, energia — se revelam quase tão imprevisíveis como a própria crise.[1]

Os reflexos da economia sobre a saúde ficaram assinalados nos efeitos do envelhecimento, desemprego, migrações, precariedade laboral, escasso crescimento salarial e consequente pobreza. De positivo, ao longo deste quinto de século, apenas se podia registar a paz no continente europeu, a inflação que permaneceu controlada e os ganhos em formação dos recursos humanos que agora contrastam duramente com a baixa qualidade e instabilidade do emprego. No corrente ano de 2022, apenas o último elemento subsiste, após a invasão da Ucrânia pela Rússia e

[1] Peralta, Susana. (2022). Economia e política da saúde — o contexto da economia portuguesa. In F. Ramos (Coord.), *Ação em Políticas de Saúde* (pp. 21–30). Coimbra: Almedina.

a crescente inflação causada pela crise de oferta associada às consequências da pandemia e às perturbações causadas pela guerra na produção e distribuição de produtos alimentares e fontes de energia, petróleo e gás.

Durante 20 anos apenas ocorreu um movimento reformista na segunda metade da primeira década, mais exatamente em 2005–2008. Diversas reformas foram então iniciadas, quase todas se mantiveram e desenvolveram, embora com diferentes ritmos e diversos resultados: a reforma dos cuidados de saúde primários (CSP) operada pela criação das unidades de saúde familiares (USF)[2], a transformação dos antigos serviços distritais em ACES[3], a criação dos cuidados continuados integrados a idosos e cidadãos com dependência (RNCCI)[4], diversas reformas de Saúde Pública, como a proibição de fumar em espaços fechados, a luta contra o aborto clandestino através da não penalização da interrupção voluntária da gravidez até às dez semanas (IVG), a procriação medicamente assistida (PMA) parcialmente financiada pelo SNS, o «cheque dentista» e a introdução da saúde oral em alguns centros de saúde, o alargamento da prescrição de medicamentos genéricos[5], a venda fora de farmácias de medicamentos não-sujeitos a receita médica. Todas elas introduzidas em contexto de controlo da despesa pública do SNS, permitindo o financiamento das novas atividades e dispensando durante toda a legislatura o recurso a orçamentos retificativos por derrapagem nas contas da saúde[6]. Todavia, pouco foi realizado para atribuir à Saúde Pública o papel liderante que ela deve assumir no combate a grandes epidemias e a pandemias, o que ficou patente na recente crise pandémica.

O sector hospitalar sofreu também uma reforma substancial, com a agregação de pequenos hospitais em centros hospitalares, ganhando economias de escala e eficiência; o encerramento de salas de partos e de serviços de atendimento permanente médico noturno (SAP), com escassa qualidade e reduzida procura, para dar lugar a uma rede

[2] Rodrigues, João. A reforma dos cuidados de saúde primários. Onde estamos? (pp. 111–122) *Ibidem.*

[3] Mexia, Ricardo. A saúde pública no Serviço Nacional de Saúde — estar onde estão as pessoas. (pp. 63–76) *Ibidem.*

[4] Gandra, Purificação, e Henriques, Cristina. A reforma dos cuidados continuados — um caminho ainda em construção. (pp. 123–137) *Ibidem.*

[5] Furtado, Cláudia. Política do medicamento — gestão e conciliação de interesses. (pp. 163–178) *Ibidem.*

[6] Ramos, Francisco. O sistema de saúde em Portugal. (pp. 31–48) *Ibidem.*

hierarquizada de serviços de urgência e de emergência, dotada de meios operacionais e de transportes rápidos; a recapitalização dos grandes hospitais de ensino e a profunda modernização do seu equipamento; e a construção de quatro novos hospitais em regime de parceria público-privada (Cascais, Braga, Loures e Vila Franca de Xira)[7]. De importância estratégica foi também a reforma dos internatos com o alargamento das vagas, sobretudo em Medicina Geral e Familiar e Saúde Pública, bem como a criação de condições para fomentar a investigação clínica com a associação do internato de especialidades a bolsas de investigação facultadas pelo Ministério da Ciência.

A crise financeira que gerou a grande depressão de 2008–2013, a redução do financiamento público determinada pelo ajustamento dito estrutural mas quase só orçamental operado entre 2011 e 2014 e a muito lenta recuperação entre 2014 e 2020, sempre limitada por restrições ditadas pelos elevados défice e dívida, tiveram um efeito devastador nas condições de vida e saúde dos portugueses, ainda que progressivamente aliviadas nos anos finais da segunda metade da segunda década[8]. Foi suspenso o programa de construção de novos hospitais, mesmo em parceria, e deixou de se investir na manutenção e reabilitação dos antigos estabelecimentos. A meta prevista para a criação de USF ficou a meio, o número de lugares em CCI ficou a 55% das necessidades inicialmente previstas. As estruturas residenciais para idosos não-doentes (ERPI) viram também congelados longos anos o seu financiamento regular pela Segurança Social, limitando a capacidade de melhorar a qualidade face a uma procura que o envelhecimento tornava mais exigente; os hospitais sofreram o regresso ao modelo de subfinanciamento inicial[9], colmatado no final de meses de incumprimento perante fornecedores, sem autonomia gestionária suficiente para obterem ganhos de eficiência; as retribuições ao pessoal mantiveram-se quase congeladas, empurrando os mais válidos e muitos dos mais novos para o sector privado e para a emigração, enquanto a demografia da profissão médica

[7] Mestre, Ricardo. Financiamento hospitalar — uma alavanca para gerar resultados em saúde. (pp. 139–162) *Ibidem.*

[8] Fronteira, Inês. Perfil epidemiológico da população portuguesa — um retrato da desigualdade. (pp. 49–61) *Ibidem.*

[9] Lourenço, Alexandre. Os hospitais públicos e a gestão hospitalar — confiança e desconfiança. (pp. 77–91) *Ibidem.*

acusava os efeitos da flutuação das entradas ocorridas 40 anos antes, envelhecendo o capital humano de modo dramático[10].

É neste contexto de oito anos de deterioração que surge a pandemia da covid-19. Ela chega de forma imprevista e crescente, surpreendendo um sistema de saúde envelhecido, enfraquecido por uma crise continuada com reflexos visíveis no financiamento e nos recursos humanos. Se, em circunstâncias normais, a recuperação da crise estava a ser lenta e claudicante, nas condições agravadas pela pandemia a crise apresentava-se como quase insolúvel. Todavia, o país, os profissionais, o SNS, os fornecedores, os cidadãos esqueceram queixas, doenças, dores, desconforto, dívidas e incomodidades, respeitaram as orientações das autoridades, contribuindo de forma disciplinada para a superação das duas ofensivas pandémicas, a primeira no primeiro semestre de 2020 e a segunda do terceiro trimestre de 2020 até ao final de junho de 2021. A Saúde Pública, o elo mais fraco da cadeia, obteve reforços impensados: funcionários inativos, estudantes de profissões de saúde, estagiários à entrada da profissão, desempregados, militares e outros. Os inquéritos epidemiológicos e o acompanhamento dos infectados conseguiram ser realizados, ainda que com atrasos em lugares de maior incidência e propagação. Os lares para idosos altamente atingidos conseguiram organizar-se e, em geral, cumprir as orientações da DGS. Os hospitais rapidamente transformaram salas de operações, de anestesia e de recobro e várias unidades de internamento em serviços de isolamento e até em unidades de cuidados intensivos. Os equipamentos surgiram do nada, praticantes de medicina intensiva nasceram de internistas, anestesistas, infecciologistas e outros especialistas que se dispuseram a colaborar com os colegas mais experientes na matéria. Dispositivos de proteção individual passaram a ser nacionalmente fabricados e até equipamentos de ventilação foram produzidos, recuperados ou adaptados. O esforço comum não tinha assinatura nem proprietário. Todos contribuíram.

Contudo, o desenrolar da crise veio destapar fragilidades antigas do sistema. A articulação entre os serviços de saúde e a Segurança Social, que nunca fora famosa, foi forçada a concretizar-se durante a crise, embora persistam dúvidas sobre se, quando ela terminar, se

[10] Canas, M. Adelaide. Recursos humanos da saúde — a gestão diária num sistema pouco flexível. (pp. 179-190) *Ibidem.*

pode construir o futuro com experiências isoladas e forçadas pelas circunstâncias. A articulação com o sector privado beneficiou da lógica do mercado: a magnitude do problema forçou aquisições rápidas de bens e serviços, sobretudo equipamentos de análise, material de proteção individual e testes em massa, permitindo ainda repartir a carga da procura regular pela transferência de doentes para clínicas e hospitais privados, ou mesmo para eles deslocando equipas médicas e cirúrgicas do SNS, numa requisição consentida ou contratualizada[11]. Os sistemas de urgência/emergência, que tanto trabalho e custo social tinham consumido na reorganização da década anterior, tiveram de ser desdobrados para acolher a procura concentrada de doença respiratória. Os serviços de utilização comum desdobraram-se em engenhosas e fiáveis logísticas, aquisição, recuperação, instalação e manutenção de equipamentos. Os serviços partilhados conseguiram em tempo recorde montar sistemas de informação que facultaram dados para conhecimento, mitigação e gestão da crise, de forma nacional e internacionalmente comparável, afinando progressivamente a qualidade da informação para servir políticos, gestores e investigadores.

A articulação porventura mais inovadora e promissora foi a que ocorreu entre a saúde e os municípios. Estes revelaram-se fortíssimos aliados da Saúde Pública, facultando instalações para isolamento de doentes, capacidade hoteleira para instalar equipas em penoso isolamento, financiaram e distribuíram EPI, montaram cercas, disponibilizaram e pagaram pessoal, adquiriram instalações provisórias para acolher e isolar doentes, facultaram e equiparam locais de concentração vacinal, financiaram equipamento definitivo, mobilizaram e ofereceram meios de transporte e prestaram inúmeros pequenos serviços de promoção e educação para a saúde e desenvolvimento de cidadania responsável e disciplinada.

Outros órgãos do Estado, como as Forças Armadas e de Segurança, interna e de fronteiras, prestaram o melhor da sua colaboração. Sem disporem da memória e experiência de um conflito armado no território, cidadãos e Estado organizaram-se, uniram-se e confluíram na ação comum contra a pandemia, de forma pronta, eficaz e inovadora.

[11] Gaspar, Óscar. A hospitalização privada no sistema de saúde português — competição ou colaboração? (pp. 93–109) *Ibidem.*

O país fez das fraquezas forças. Se a recomposição do SNS para responder à pandemia foi um quase milagre, as cicatrizes vão contar-se mais tarde. Tudo tem um preço, a pagar depois: em encargos financeiros volumosos e dificilmente repetíveis ou continuados; na secundarização das tarefas de rotina, mesmo as que, para bem dos doentes, não deveriam ser adiadas, pagando o custo do acréscimo de severidade da doença pela criação de listas de espera onde antes não existiam. E sobretudo no cansaço acumulado de todos: pessoal de contacto direto com o doente, dirigentes de instituições, responsáveis locais, regionais, nacionais, políticos e decisores finais. Regressaram depois as reivindicações sindicais e profissionais acumuladas, submersas pela pandemia, acompanhadas de novas reivindicações de segurança, retribuição, atualização profissional e expectativas de vida laboral mais digna e geradora de inovação.

Uma outra realidade deve ser considerada como tendo reforçado a capacidade de resistência do SNS: o aumento considerável da capacidade e qualidade formativa de pessoal médico, de enfermagem, de técnicos superiores de saúde, de administradores e demais pessoal associado à organização e prestação de cuidados. Durante este período de 20 anos, o país beneficiou de três novas faculdades ou escolas médicas, de escolas de enfermagem em quase todos os institutos politécnicos e, em muitos deles, de novas escolas superiores de tecnologias de saúde. Talvez tenha faltado nesta compilação de textos uma lição sobre o ensino e a investigação, que se revelaram essenciais para a solidificação do conhecimento científico, técnico e profissional. Bem como a referência às sociedades médicas, de enfermagem, de administração e outras que facultaram espaço para o debate científico que sustentou o progresso. E ainda aos prémios científicos e de boas práticas que incentivaram os atores e os *stakeholders* a progredir.

Regressando às reformas de 2005–2008, elas não nasceram do nada, mas do conhecimento e da experiência. As USF descendem dos projetos Alfa e dos regimes remuneratórios experimentais de 1995–2000 e, antes deles, das experiências incompletas das novas carreiras definidas em 1979 e só instaladas em 1982, bem como de um artigo publicado na revista dos médicos de família sobre um novo sistema retributivo para estes profissionais[12]. A capacidade de debelar um problema então grave,

[12] Campos, A. C., Carvalho, R. (1987). Remuneração dos médicos de Clínica Geral: organizar recursos, clarificando ambiguidades, *Revista Portuguesa de Clínica Geral, 20* (fevereiro 1987), 33–37.

a Saúde da Mulher e da Criança, executada através de outro notável programa do final dos anos 80[13], serviu de prova de que, com políticas baseadas em informação correta e completa e com recursos humanos, financeiros e materiais adequados, afinal de custo muito inferior aos ganhos em saúde que veio a acumular, seria também possível responder a novos grandes problemas, como o da saúde dos nossos mais velhos. Sem a experiência adquirida na Região Autónoma da Madeira pela coordenadora do Programa de CCI, Inês Guerreiro, e sem anteriores estudos do signatário sobre o custo-efetividade de um sistema que permitisse uma gama de variada intensidade e custo nos meios institucionais e domiciliários[14], aquele programa não teria o desenvolvimento rápido que o caracterizou nem a aceitação nacional que adquiriu.

Uma questão que surge como natural, ao lermos este conjunto de artigos que documentam os últimos 20 anos na saúde, pode ser formulada do modo seguinte. Se, na década anterior, não tivessem sido realizadas reformas importantes, embora incompletas e aqui e ali imperfeitas, como teria o sistema de saúde confrontado a crise?

Com cuidados de saúde primários desorganizados, menos focados na promoção da saúde e prevenção da doença, praticando cuidados exclusivamente curativos, sem a visão holística do doente na família, no trabalho e na comunidade, redundantes e dispendiosos. Sem uma rede organizada e coerente de cuidados continuados, sem sistema de referência e de retorno, não articulada com centros de saúde e hospitais, com escassa formação e diminutas dotações de pessoal profissional treinado (foi patente, durante a crise, a diferença na capacidade de controlo da infecção nos ERPI e nas unidades de convalescença de CCI, estas dotadas de pessoal profissionalizado e mais próximas do SNS). Com menos médicos de família e menos médicos de saúde pública, devido ao anterior baixo *status* profissional que empurrava os internos de forma avassaladora para as especialidades hospitalares. Com menos hospitais modernos, sobretudo os três na grande área metropolitana de Lisboa e o de Braga e com menos centros de saúde de nova geração a funcionar de modo

[13] Iniciativa política de Leonor Beleza, sob condução técnica de Albino Aroso e Baptista Pereira, apoiados por um punhado de distintos profissionais do sector.

[14] Campos, A. C. (1982). *Adequação da intensidade de cuidados aos níveis de dependência de Idosos. Análise económica das ineficiências* (Dissertação para concurso a professor auxiliar de Economia da Saúde, da Escola Nacional de Saúde Pública). Escola Nacional de Saúde Pública, Lisboa.

eficiente. Um sistema fraturado, sem estratégia e com rumo meramente quantitativo seria capaz de resistir à violência e à longa duração da crise, como o SNS, e afinal todo o sistema, conseguiu?

Os textos aqui reunidos permitem-nos conhecer melhor as fragilidades do sistema e em especial as do SNS. Mais de 18 mil cidadãos terão perdido a vida por causas de morte diretamente atribuíveis à covid-19. Muitos anos de vida saudável foram consumidos por essa prematura mortalidade. Muitos outros viram a sua qualidade de vida diminuída pela infecção e suas sequelas. A esperança de vida aos 65 anos foi reduzida e a esperança de vida à nascença vai também ser influenciada pelos óbitos, atribuíveis à covid-19, de pessoas em idade reprodutiva. Outras causas de morte podem ter aumentado de peso relativo devido a dificuldades de diagnóstico e tratamento na fase aguda da pandemia.

Quanto ao sistema, tornaram-se visíveis fragilidades antes apenas suspeitadas: a escassez de meios, sobretudo humanos, da Saúde Pública e a sua sempre difícil inserção na malha dos serviços do SNS; a ligação entre a Saúde e a Segurança Social foi facilitada em tempos de crise, mas arrisca-se a regressar à normal e anterior separação, tão prejudicial no apoio aos cidadãos idosos e dependentes. A reduzida capacidade e qualidade de cuidados de muitas ERPI torna-as vulneráveis a novas epidemias, entre as quais a das resistências a antimicrobianos, que poderá ser a mais crítica. A reduzida capacidade do SNS de recompensar dignamente o esforço dos seus profissionais, mesmo durante e após a crise, reduz a motivação dos prestadores.

O risco de regresso à linha de base é enorme: reformas foram paralisadas ou interrompidas, como a remuneratória e a gestionária nos hospitais, a clarificação dos territórios e funções dos ACES e da sua relação com as autoridades sanitárias, o impulso de criação de USF e de CCI estagnou. As relações entre público e privado, nunca esclarecidas, planeadas e reguladas, continuaram pautadas pela predação lenta do SNS, pela falsa competição entre produtos desiguais e pela desconfiança que a inação e impotência criam nos espíritos. Não foi ainda recuperado o planeamento estratégico da Saúde, os programas especiais para problemas prioritários continuam subdotados, pouco operacionais, excessivamente prescritivos e sem indicadores de desempenho suficientes. O intercâmbio nacional e internacional, técnico, científico e de investigação, aparentemente amplificado pela comunicação virtual, perdeu rigor por dispensa de avaliação e perdeu o contacto humano gerador de cumplicidades, associações e parcerias, intangíveis essenciais ao progresso do conhecimento. A situação no pós-covid aguda mantém as incertezas anteriores, acrescentou cicatrizes e gerou novas ansiedades a que temos de dar resposta, aproveitando a anunciada pletora de fundos extraordinários e ordinários.

Este conjunto de artigos tem uma utilidade indiscutível para o diagnóstico de lacunas, os passos a retomar e o que haja de novo a criar. De forma resumida lembraremos: o sistema de informação para gestão do conhecimento e inovação de atitudes e práticas, do qual salientamos, pela premência e complexidade, a criação e operacionalização do processo clínico único do cidadão no SNS e no sistema de saúde; o redobrar do esforço de investigação em todas as áreas relevantes para a Saúde, a clínica, a operacional, a económica e a ambiental; a renovação dos instrumentos de gestão, tanto institucional como regional e nacional, reinserindo o planeamento e avaliação dentro do círculo operativo do qual eles se tornaram elos enfraquecidos; a renovação dos investimentos em recursos humanos, na formação inicial e continuada, devidamente planeados para evitar as linhas erráticas de disponibilidade de recursos que destroem o futuro, quando já não se pode voltar atrás; a reorganização das carreiras profissionais que valorizam o mérito, o desempenho individual e a capacidade de criar e estimular equipas; o trabalho por projetos, como aconteceu com as USF, os CCI e os Centros de Responsabilidade Integrados (CRI), que cimentem o espírito de corpo e reconstituam a mística do esforço comum e do trabalho para um interesse público confluente. E, finalmente, será necessário retomar o investimento material e em equipamentos, num panorama de acelerada obsolescência, construindo os hospitais, os centros de saúde, laboratórios e meios de diagnóstico e centros de investigação, académicos e outros, essenciais ao progresso, tornando este século não uma época de conhecimento recessivo, mas um conjunto de décadas digno do enorme progresso registado pela Saúde no mundo, na segunda metade do século passado.

1. Economia e política da saúde — o contexto da economia portuguesa

Susana Peralta
Professora associada da Nova SBE

Se a economia for considerada como «o lugar» onde as pessoas se encontram para trocar, é evidente que, neste momento, a roda dentada deste mecanismo está partida.

Em Portugal, o eclodir da pandemia da covid-19 aconteceu num contexto de várias vulnerabilidades, sociais e das empresas, que põem em causa uma rápida recuperação da economia nacional, mesmo com o apoio do pacote financeiro desenhado pela União Europeia (UE). Há ainda que ter em conta que Portugal se destaca, no conjunto da UE, pelo baixo apoio direto dado à economia na sequência da pandemia.

FIGURA 1: Pacotes fiscais para fazer face aos impactos da covid-19

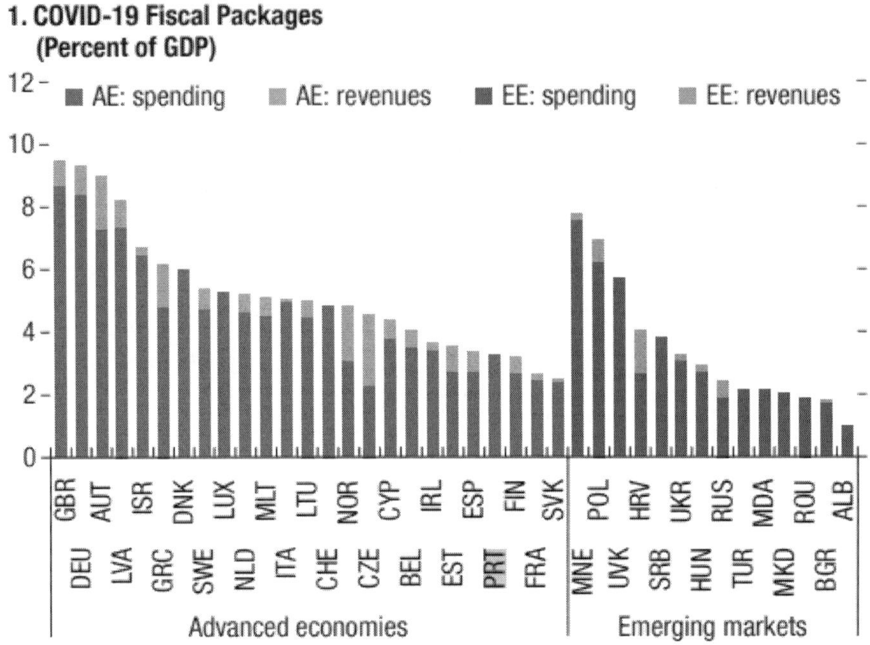

Fonte: FMI.

Os dados do Fundo Monetário Internacional (FMI), explícitos na Figura 1, indicam que, no contexto das economias avançadas, Portugal foi muito modesto nos apoios à economia.

Em apoios diretos, o gasto nacional foi de 2,4% do PIB — só a Grécia e a Eslováquia gastaram menos do que Portugal no contexto da UE. Os valores identificados relativos às suspensões de pagamentos de impostos, rendas, etc. (4,1%) mostram que fomos muito conservadores na forma como os apoios chegaram ao bolso das pessoas e que a aposta foi muito maior na suspensão dos pagamentos. Isto significa adiar os problemas.

Para se perceber em que contexto se está a «empurrar com a barriga», é importante olhar para o ponto de partida e quais as previsões possíveis para 2020 e 2021.

FIGURA 2: Indicadores de pobreza e exclusão social

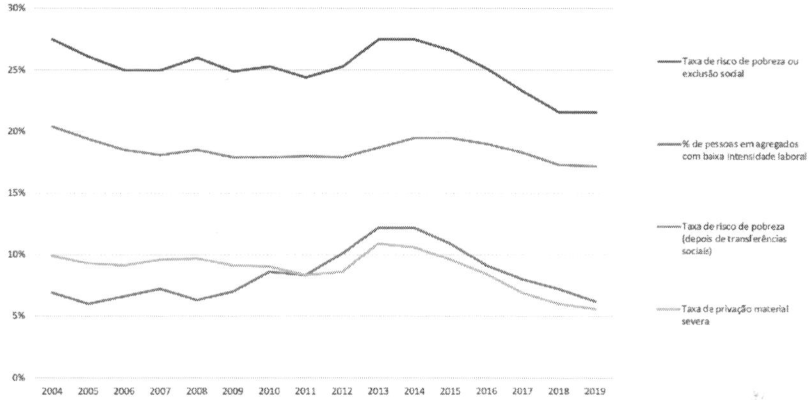

Fonte: EUROSTAT, Agenda Europa 2020.

Há indicadores da «Europa 2020» (agenda lançada na União Europeia, no início deste século, que preconiza um crescimento inclusivo) relativos à pobreza e à exclusão social na nossa economia a que temos de prestar atenção. A cinza claro surge a taxa de privação material, uma medida de pobreza que pergunta às pessoas se têm acesso a determinado tipo de bens ou serviços. Por exemplo, se as pessoas conseguem pagar uma semana de férias longe da residência principal, por ano; se conseguem manter a casa adequadamente aquecida durante o inverno; se conseguem comer proteínas, vegetais ou animais, em dias alternados, etc. Portugal ainda registou taxas de privação material razoavelmente elevadas, acima dos 10%, entre 2013 e 2014.

O período de 2008 a 2012 foi um período de forte contração do PIB ao qual os economistas chamam a Grande Recessão. Agora falta um nome para o que está a acontecer, muito mais devastador para todas as economias.

A linha cinza médio mede a relação das pessoas com o mercado de trabalho e corresponde à percentagem de adultos em agregados com baixa intensidade laboral. O Eurostat calcula a intensidade laboral, que, na verdade, é uma percentagem em relação àquilo que seria o número de horas de trabalho se um adulto trabalhasse a tempo inteiro. A baixa intensidade laboral representa as famílias em que o conjunto dos adultos não chega a trabalhar metade do tempo e em que a relação com o mercado de trabalho é minimalista. Aqui, observa-se que, em Portugal, até perto de 2016, havia mais de 10% das famílias nessa situação. Este valor vai diminuindo até 2019, mas, mesmo assim, a baixa intensidade laboral afetava mais de 5% das pessoas em 2019.

Quanto à taxa de risco de pobreza (linha cinza escuro), relativa à pobreza monetária, Portugal registava taxas próximas dos 20% não há muito tempo. Este indicador tem vindo a diminuir muito modestamente.

A linha cinza médio combina todos os indicadores já referidos. O Eurostat entende que a precariedade tem de ser medida também pelo acesso a bens materiais e pela relação com o mercado de trabalho, e não apenas pela taxa da pobreza. Ao serem combinadas todas estas realidades, constata-se que Portugal era, em 2019, um país em que mais de 20% das pessoas viviam em risco de pobreza ou de exclusão social.

E, apesar de ter vindo a melhorar desde a Grande Recessão, Portugal era, à entrada da crise provocada pela pandemia da covid-19, ainda um país com muitas vulnerabilidades sociais.

Estes fenómenos de exclusão não estão distribuídos de forma igual dentro do país. A Região Autónoma dos Açores regista muito mais pobreza e privação material do que o resto do território nacional e, em Portugal Continental, o Alentejo e o Algarve são as regiões mais pobres.

Outra variável que é também absolutamente determinante para se perceber a capacidade de recuperação que pode ter a economia portuguesa é a dívida pública.

A dívida pública portuguesa foi baixando paulatinamente desde 2016 e, em 2019, pela primeira depois da recessão de 2008, ficou abaixo de 120% do PIB (117,3). Em 2020, o seu valor já voltou a escalar além dos 130% do PIB. Este indicador parece distante, mas é determinante para perceber a capacidade que Portugal tem de apoiar a economia no meio de uma crise económica completamente avassaladora.

Otimismo generalizado

Depois de se perceber o contexto das famílias e a capacidade do Estado, é importante considerar também as projeções que se fizeram para 2020 e 2021.

FIGURA 3: Projeções do PIB para 2020 e 2021

	2020 e							2021 p						
	MF	BdP	CFP	OCDE		FMI	CE	MF	BdP	CFP	OCDE		FMI	CE
				Single-hit	*Double-hit*						*Single-hit*	*Double-hit*		
PIB e componentes da despesa (taxa de crescimento real, %)														
PIB	**-8,5**	**-8,1**	**-9,3**	**-9,4**	**-11,3**	**-8,0**	**-9,8**	**5,4**	**5,2**	**4,8**	**6,3**	**4,8**	**5,0**	**6,0**
Consumo privado	-7,1	-6,2	-8,9	-10,0	-12,3	-	-	3,9	7,7	6,9	8,2	6,8	-	-
Consumo público	-0,3	1,2	3,0	3,1	3,8	-	-	2,4	0,7	-0,3	-1,2	1,1	-	-
Investimento (FBCF)	-7,4	-4,7	-6,8	-10,6	-14,7	-	-	5,3	5,0	5,9	8,8	2,4	-	-
Exportações de bens e serviços	-22,0	-19,5	-22,5	-15,5	-18,6	-	-	10,9	11,5	7,5	8,2	3,4	-	-
Importações de bens e serviços	-17,9	-12,4	-17,5	-13,3	-16,6	-	-	7,2	13,5	9,3	8,6	3,7	-	-

O otimismo da maioria dos países da Europa relativamente ao impacto da segunda vaga da pandemia está expresso na primeira linha de projeções para o PIB, feitas em outubro de 2020.

O Ministério das Finanças português previa uma contração do PIB, em 2021, de 8,5%; o Banco de Portugal de 8,1% e o Conselho de Finanças Públicas de 9,3%.

A Organização para a Cooperação e Desenvolvimento Económico (OCDE), que foi o único organismo internacional a fazer duas previsões, ambas um pouco mais pessimistas, avançou com uma contração do PIB, em 2021, de 9,4%, caso se assistisse apenas a uma vaga da pandemia, e de 11,3% com duas vagas. Acabámos por escapar do pior cenário e a contração ficou em 7,6%.

Na verdade, estamos perante quebras gigantescas do consumo privado e um aumento do consumo público que decorre da presença que o Estado está a ter na economia. As quebras no investimento podem, segundo a OCDE, ir até 15%, e registam-se enormes quebras no comércio internacional, que podem atingir os 20% nas exportações. E esta é uma característica específica desta crise, porque a mobilidade internacional está restringida.

Quanto a 2021, é patente que há um otimismo generalizado relativamente ao crescimento do PIB em todas as instituições, portuguesas e estrangeiras, em relação ao qual se recomenda cautela.

Primeiro, nenhuma destas projeções de crescimento permite recuperar o que se perdeu em 2020. Se em 2020 a perda é de 10% e o crescimento é de 5%, não há recuperação do que se perdeu em 2020. Depois, estes exercícios são feitos no contexto de uma enorme incerteza e com base na ideia de que a economia volta, aproximadamente, ao normal anterior à pandemia.

As previsões destas entidades inserem-se num contexto mundial em que o Fundo Monetário Internacional (FMI) projeta uma contração de 3% para toda a economia mundial, embora com muita heterogeneidade regional.

E projeta também que a dívida pública total será de 100% do PIB mundial, em 2020. Isto significa que vamos ter um conjunto de governos do mundo inteiro que vão ter um valor de dívida equivalente ao que conseguem produzir num ano. Esta é uma situação verdadeiramente desconhecida. Desde que o PIB é medido, nunca se assistiu a uma crise desta dimensão.

A crise em Portugal

Num trabalho conjunto com Bruno Carvalho e João Pereira dos Santos, foram analisados os dados das transações eletrónicas da SIBS para documentar a dimensão da crise[15].

Embora a SIBS não detenha a totalidade do mercado, é admissível que tenha mais de 90%. Foi analisada a informação disponível para 39 sectores de atividade, em 308 municípios, de janeiro 2018 a agosto 2020, e procurámos estimar o efeito da crise comparando a taxa de crescimento homóloga dos meses afetados pela crise (a partir de março), em 2020, com a de anos anteriores.

Os resultados indicam que a taxa de crescimento das compras, que seria de 10% na ausência da pandemia, caiu para -45%. Esta é a dimensão da crise em Portugal.

[15] Os resultados podem ser consultados em: *What and how did people buy during the Great Lockdown? Evidence from electronic payments* (Carvalho, Peralta e Pereira dos Santos, 2020).

FIGURA 4: Dimensão da crise pandémica em Portugal

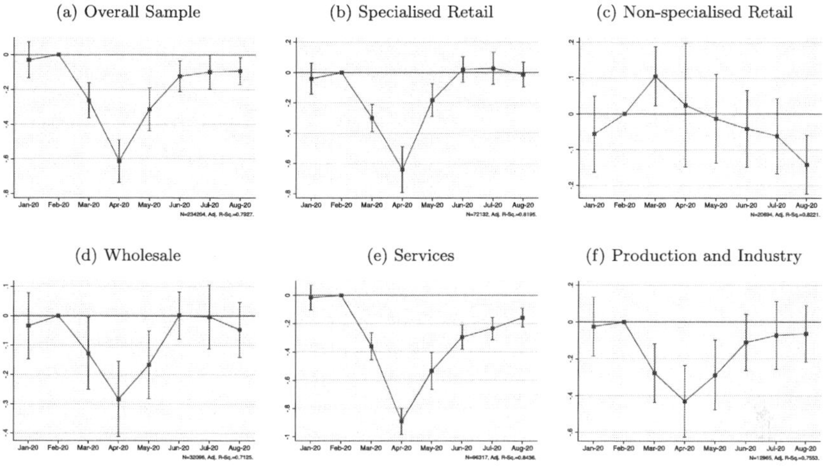

Fonte: SIBS, 2020.

A variação da taxa de crescimento, neste período, dependeu muito dos sectores. Enquanto o retalho não especializado teve uma variação mais moderada, o sector do retalho especializado registou uma queda violenta. O sector dos serviços, nomeadamente os restaurantes, alojamento e turismo, registou quebras que nunca tinham sido reportadas.

Em abril, de acordo com um inquérito às empresas do Instituto Nacional de Estatística (INE) com o Banco de Portugal (BdP) — «Inquérito Rápido e Excecional às Empresas (COVID-IREE), abril 2020» —, no pico do confinamento, 80% das empresas registavam uma redução do volume de negócios, com uma queda estimada de 37%. No sector do alojamento e restauração, a estimativa de quebra no volume de negócios era de 70%.

Quanto às famílias, a adesão ao *lay-off* simplificado foi massiva. Dados do Ministério do Trabalho e da Segurança Social mostram que, em setembro, quase 1,4 milhões de trabalhadores (acumulado) ainda eram apoiados por esta medida.

Quanto à evolução das moratórias de crédito, o BdP indica que, no início de novembro, existiam mais de 800 mil contratos abrangidos pelas moratórias de créditos. Destes, 42% eram contratos de crédito à habitação e outros créditos hipotecários e, prossegue o BdP, «a 30 de setembro de 2020, os contratos de crédito celebrados com consumidores (famílias) representavam a maioria das operações de crédito que beneficiaram das moratórias (71%), sendo as demais operações relativas a empréstimos concedidos a empresas, ENI e outros (29%)».

Assim, enquanto 29% das moratórias estão nas empresas, o restante são famílias, o que demonstra bem as dificuldades que estão a atravessar.

O BdP mostra também que se registou ainda uma grande procura de crédito por parte das empresas. As empresas não só adiaram as suas prestações, como, no início da crise, em março, recorreram a empréstimos. Estes são indicadores de um possível problema a prazo no sistema financeiro e é algo que nos deve preocupar.

Peças de uma recuperação difícil

Falando agora de recuperação, o FMI mostra aqui a queda abrupta da economia aquando do confinamento e, depois, uma recuperação muito mais lenta.

FIGURA 5: Custo económico das restrições no curto prazo

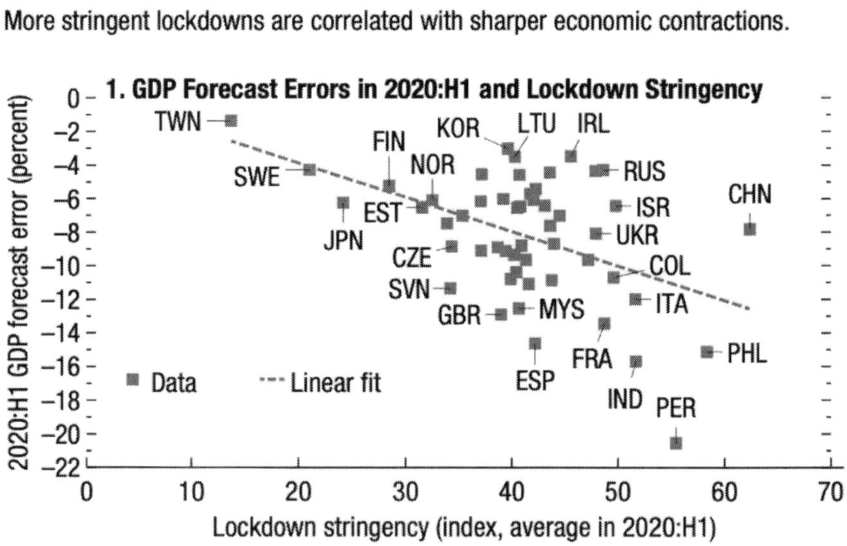

Fonte: FMI.

O lastro do medo, da insegurança e do risco perdura e não passa de um dia para outro, mesmo com a vacinação.

FIGURA 6: Recuperação lenta no pós-confinamento obrigatório

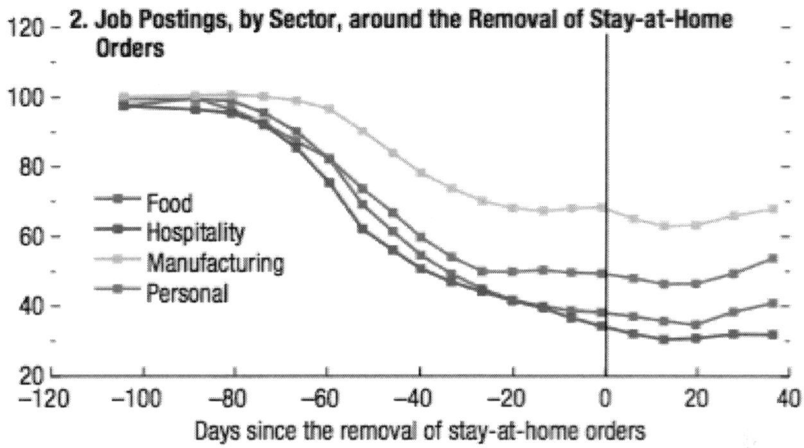

Fonte: FMI.

Na verdade, esta crise chegou de um dia para o outro, e a todo o lado. Em Portugal, o segundo trimestre de 2021 foi o pior de todos para a economia e somos um dos países em que se observou uma maior quebra do PIB.

A recuperação económica portuguesa vai ser difícil, por várias razões. A primeira é ser uma economia muito dependente do turismo. E esta designação engloba todo um conjunto de sectores que estão a ser extremamente castigados, desde a restauração, ao alojamento, aos pequenos comércios e serviços de rua, etc.

Tendo em conta que Portugal tem sido muito pouco arrojado nos apoios que o Estado colocou no terreno para ajudar a economia, isso também dificulta a recuperação. Um grande número de empresas portuguesas, quando passar o pior da pandemia, vai estar a pensar como pagar o lastro das moratórias e dos impostos que, entretanto, foram suspensos.

Tem também de ser considerado o sector financeiro português, onde há ainda muito crédito malparado e com uma possibilidade elevada de a situação se agravar.

O facto de esta crise ter caído num país já a braços com várias vulnerabilidades sociais dificulta igualmente a recuperação, pois muitas famílias perderam rendimentos. Vão existir também marcas negativas nas crianças que ficaram vários meses sem aulas, ou com acesso restrito às mesmas, sobretudo nas famílias mais desfavorecidas, e isso é catastrófico.

O principal recurso de um país deveria ser sempre a massa cinzenta da sua população. E, além do que vive agora uma geração, Portugal sofreu na última recessão um êxodo bastante significativo de pessoas muito qualificadas.

Há ainda outra questão — em relação à qual não posso fazer uma afirmação muito científica — tenho dúvidas de que as instituições portuguesas estejam equipadas para tomar as melhores decisões possíveis relativamente à aplicação dos fundos da «bazuca» europeia. E isso é mais uma condicionante para a recuperação da economia em Portugal.

A economia portuguesa vai ter de se reinventar de alguma forma. Para isso acontecer é preciso dar confiança às pessoas, que não podem estar preocupadas a pensar se têm dinheiro para pagar a renda ou para comprar comida para a família na próxima semana. Se assim for, não vão ter capacidade para pensar em agir, em procurar uma formação profissional, em, eventualmente, mudar de sector de atividade, em procurar emprego. Porque a economia também é tudo isto.

A forma tímida como o Governo chegou ao terreno e aos bolsos das pessoas, uma decisão política que pode ser questionada, está, obviamente, muito condicionada pelo rácio da dívida pública que mencionei anteriormente. E esta opção também tem influência na capacidade das pessoas e das empresas de saírem da crise.

A economia portuguesa já precisava de se reinventar antes e agora essa necessidade é urgente. Não implica abandonar o turismo, mas será que o país deverá ser tão dependente dele? É importante conseguir investir em áreas que trazem mais valor acrescentado e melhor emprego.

O sector da restauração tinha, em 2018, o dobro da média nacional de contratos a prazo. Não é possível manter uma dependência tão grande de sectores onde predominam os empregos sazonais, com salários miseráveis, sem vínculos.

Temos de apostar mais em sectores de valor acrescentado, indústria, serviços de maior qualidade. Londres tem turismo e também uma praça financeira, a Irlanda um *hub* tecnológico, para citar dois exemplos.

Somos uma das economias da UE mais dependentes do turismo. E esta indústria colapsou internacionalmente, determinando um impacto superior na nossa economia.

2. O sistema de saúde em Portugal

FRANCISCO RAMOS
Professor Associado Convidado de Economia da Saúde,
Escola Nacional de Saúde Pública, Universidade Nova de Lisboa

O sistema de saúde em Portugal, nas últimas seis décadas, acompanha a evolução do modelo social europeu, embora com o atraso inicial provocado pelas opções ideológicas do Estado Novo e pelo esforço financeiro de sustentação da guerra colonial.

Após os primeiros sinais de definição de um sistema de saúde organizado e hierarquizado na década de 60, associados a figuras como Arnaldo Sampaio e Gonçalves Ferreira e a movimentos corporativos como o que promoveu as carreiras médicas, ocorreu uma enorme aceleração logo após a Revolução de Abril. Através da Constituição da República, Portugal adotou, como modelo de proteção em saúde, um Serviço Nacional de Saúde (SNS) universal, geral e gratuito. O primeiro grande momento da sua concretização foi a abertura dos postos médicos dos Serviços Médico-Sociais a toda a população em 1978, primeiro passo para a universalização do acesso ao sistema.

A António Arnaut está associada a lei que regulamentou o SNS em 1979, na altura com oposição dos partidos que compunham a Aliança Democrática, PSD, CDS e PPM. Após a revisão constitucional de 1989, que caracterizou o SNS com a curiosa expressão «tendencialmente gratuito», aqueles partidos abandonaram a sua posição de princípio de recusa em relação ao SNS, aceitando-o como sistema base. Ficaram assim estabelecidas as bases que permitiram um largo consenso político e partidário, que se prolongou por décadas, sobre o Serviço Nacional de Saúde em Portugal, entendido como uma peça importante do sistema de saúde, mas não a peça exclusiva para assegurar o direito à saúde.

A década de 80 foi um período de fortíssima expansão do SNS. A integração dos postos dos Serviços Médico-Sociais em Centros de Saúde de 2.ª geração, a construção de novas unidades para novos Centros de Saúde, frequentemente de dimensão excessiva, e a construção de novos hospitais distritais sedimentaram os efeitos do «serviço médico à periferia» que tinha levado um profissional médico, pela primeira vez na história, a muitas regiões do interior do país.

A criação de carreiras profissionais médicas, de enfermagem, técnicos superiores de saúde e outras ofereceram as indispensáveis condições para o crescimento dos recursos humanos disponíveis para o SNS. Nesta época ainda de euforia, o sistema de saúde foi tão generoso que, além do crescimento de instalações próprias e do recrutamento de todos os profissionais de saúde disponíveis, não desperdiçou a oportunidade de estabelecer cumulativamente convenções com o sector privado de saúde. Áreas clínicas como a hemodiálise, a imagiologia, a patologia clínica, a medicina física e de reabilitação, ainda hoje, 40 anos depois, são largamente executadas pelo sector privado e financiadas pelo SNS.

Esta rápida evolução teve consequências no crescimento dos gastos em saúde. Em percentagem do PIB, a despesa passou de 4%, em 1975, para 6%, em 1990, não conseguindo absorver a componente de despesa privada das famílias, que se manteve em cerca de 30%. Mas os resultados obtidos em ganhos em saúde foram também grandes e importantes para a vida dos Portugueses. Como símbolos maiores desse sucesso podem ser nomeados o Programa Nacional de Vacinação, iniciado em 1965, por Arnaldo Sampaio, consolidado e universalizado nas décadas de 70 e 80, e a Saúde Materno-Infantil, cujo programa foi definitivamente impulsionado por Albino Aroso, em meados da década de 80, criando as condições que hoje nos orgulham ao vermos Portugal na liderança mundial dos indicadores de saúde materna e infantil.

Indicadores mais gerais, como a esperança de vida à nascença e os anos de vida precoce perdidos, evidenciam que Portugal tem um desempenho superior à média dos países da OCDE, organização habitualmente classificada como o «clube dos países mais desenvolvidos».

Os primeiros 30 anos do SNS podem, portanto, ser classificados como caros e com bons resultados. Talvez devido à sua vertente humana e humanista, o SNS tem dificuldade em ultrapassar a crise dos 40 anos. Esta crise manifesta-se nas dificuldades de adaptação ao novo contexto demográfico, que é evidenciado pelo envelhecimento tanto na base, devido à redução da taxa de natalidade de 16,2, em 1980, para 8,3, em 2015; como no topo, causado pela subida da esperança de vida à nascença de 71,1, em 1980, para 81,1, em 2019. A população tende a concentrar-se nos centros urbanos, com taxas de urbanização de 29% em 1980 e de 55% em 2015.

O SNS acompanha estas alterações de forma dramaticamente lenta. A não concluída reforma das maternidades que responda ao decréscimo do número de partos; a lentíssima expansão da Rede Nacional de Cuidados Continuados Integrados, que dá resposta em cuidados de saúde aos problemas de dependência causados pelo envelhecimento; a incapacidade de flexibilizar as normas de densidade da medicina geral e familiar que conduziram à inesperada situação de melhor cobertura no interior do país que nas zonas periurbanas de Lisboa; a total incapacidade de disciplinar e racionalizar o acesso à urgência hospitalar, ainda refém do não explicitado papel de suporte permanente aos interesses instalados e a instalar; a resistência dos tempos de espera excessivos para acesso a consultas médicas programadas e a cirurgia eletiva a todo o tipo de programas específicos, PERLE, PPMA, PECLEC, SIGIC; a intermitente campanha mediática da teoria do caos que promove a classificação do SNS nos últimos lugares europeus nos *rankings* de satisfação dos utentes e a desesperante insuficiência de oferta pública em saúde oral são exemplos que mostram que a generosidade do SNS deve ser sustentada por um permanente espírito de reforma que o induza a acompanhar as mudanças sociais e a responder a novas necessidades de forma sustentável.

A gestão financeira é um dos maiores insucessos na gestão do SNS. O habitual duplo momento orçamental, a crónica suborçamentação inicial para depois se anunciarem reforços sem outro critério além da regularização de dívidas, caracteriza um financiamento errático que não só dificulta, mas impede o eficaz controlo orçamental e a boa gestão. Nos últimos 20 anos, apenas no breve período 2005 a 2008 foi possível dotar o SNS de financiamento inicial adequado, o que originou uma capacidade acrescida de controlo da despesa, conforme assinalado e reportado pela Comissão para a Sustentabilidade do Financiamento do Serviço Nacional de Saúde no relatório apresentado em 2007. Nesse documento, a Comissão concluía por recomendações de manutenção do financiamento com base em impostos gerais, gestão indutora de acréscimos de eficiência de forma a controlar o ritmo de crescimento da despesa pública em saúde, redução dos benefícios fiscais associados com despesas de saúde declaradas no IRS e exclusão dos subsistemas públicos de saúde do perímetro do Orçamento do Estado. Nesta matéria, a recente Lei de Bases e a proposta de Estatuto do Serviço Nacional de Saúde, em discussão pública no final de 2021, nada adiantam além das habituais boas intenções.

O espírito reformista

Apesar das dificuldades de mudança, nos últimos 30 anos identifica-se um persistente, embora insuficiente e incoerente, esforço reformista, em regra sem sucesso na concretização.

Na sequência da legislação de 1990 e 1993, Lei de Bases e Estatuto do Serviço Nacional de Saúde, a dificuldade em financiar o SNS conduziu à publicação, em 1995, pelo Ministério da Saúde liderado por Paulo Mendo, de um, à época, importante documento de trabalho, «Financiamento do sistema de saúde em Portugal», da autoria de Diogo de Lucena, Miguel Gouveia e Pedro Pita Barros. Neste documento, recomendava-se a introdução de concorrência na gestão do financiamento do SNS, nomeadamente através de uma proposta reformista de criação de um seguro de saúde alternativo, conhecido por *opting-out*. Esta proposta, ao contrário das expectativas do Governo, não encontrou acolhimento em qualquer seguradora que produzisse oferta de seguro de saúde. Muito confortadas e habituadas a seguros de saúde complementares ao SNS, as seguradoras foram incapazes de ultrapassar os receios do risco de oferecer um seguro alternativo. Curiosamente, o modelo de *opting-out* foi concretizado por um governo socialista, através de protocolos com três subsistemas privados: SAMS do Sindicato dos Bancários do Sul e Ilhas (SBSI), IOS dos CTT e PT-ACS. O óbito desta experiência foi motivado pela exigência da Bolsa de Nova Iorque, aquando do processo de cotação da Portugal Telecom nesta praça financeira, de que as contas da PT explicitassem todas as responsabilidades futuras, incluindo a prestação de cuidados de saúde aos seus trabalhadores, para aceitar a cotação da empresa. Na prática, o *opting-out* foi uma ideia defendida por muitos que se revelou impraticável.

Em 1998, ainda por motivos de sustentabilidade orçamental, o Conselho de Reflexão sobre a Saúde (CRES), liderado por Daniel Serrão e Manuel Delgado, propôs a criação de um imposto específico para a saúde. A ideia morreu no dia da sua apresentação.

A empresarialização dos hospitais públicos foi o momento seguinte de reforma com significado. O movimento de equiparação da instituição hospital a empresa tem décadas. Em 1996, foi tentada a alteração do estatuto jurídico dos hospitais do SNS, sob a liderança de Vasco Reis. Daí resultou a «experiência inovadora de gestão» do Hospital de S. Sebastião, em Santa Maria da Feira, um hospital com estatuto de serviço público, mas com regras gestionárias típicas de entidade privada. Um híbrido que se tentou replicar em Portimão e Matosinhos, com sucesso muito limitado, para além de quebrar o espartilho da unicidade da gestão pública.

Em 2003, foi possível juntar a este movimento de afirmação pela qualidade da gestão hospitalar a necessidade de cumprir as regras do tratado orçamental que estão na base da moeda única europeia, nomeadamente o limite de 3% do PIB do défice orçamental. Retirar os hospitais públicos do perímetro orçamental foi uma reforma lógica, apetecida e apreciada. Assim nasceram os hospitais SA, transformados em hospitais EPE no final de 2005. Esta reforma ainda resiste, embora esvaziada de conteúdo.

Entre 2005 e 2008, verifica-se uma tentativa de concretizar o espírito reformador necessário ao progresso do SNS. Cuidados de saúde primários, cuidados continuados integrados, encerramento de «falsos» serviços de urgência, reforma das maternidades, financiamento hospitalar, mercado das farmácias e preço de medicamentos foram tópicos de uma agenda reformista bem-sucedida. Em 2007, o relatório da Comissão para a Sustentabilidade do Financiamento do SNS afirmava o equilíbrio das contas do SNS, garantido que fosse observado o rigor da gestão nos dois anos precedentes.

O memorando da Troika, em 2011, trouxe um novo momento relevante. O seu objetivo central era uma fortíssima redução na despesa. Para tal, o acordo com o FMI, o BCE e a Comissão Europeia nunca questionou a existência do SNS, antes reafirmou a escolha deste modelo por Portugal como a metodologia mais eficaz e eficiente para assegurar a proteção em saúde aos Portugueses a custos sustentáveis e suportáveis. Melhorar a eficiência através da obtenção de poupanças significativas na despesa pública em medicamentos e nos custos operacionais dos hospitais são elementos que ainda perduram, dez anos depois. Para atingir esses objetivos, a gestão do SNS, como em geral de toda a administração pública, ficou dependente do férreo controlo do Ministério das Finanças, situação que, em 2021, se mantém inalterada, inibindo quaisquer iniciativas sérias de reforma do SNS ou do sistema de saúde, mesmo que capeadas por uma nova Lei de Bases da Saúde.

Os ganhos em saúde

O mais agregado e explicativo indicador de efetividade de um sistema de saúde na saúde da população é fornecido pelo número de anos de vida potencial perdidos por 100 000 habitantes. Portugal apresentava valores muito próximos da média dos países da OCDE, Figura 1, acima nas mulheres, ligeiramente abaixo nos homens. A aproximação a esta média foi feita nos últimos 50 anos. Em 1970, no conjunto dos países da OCDE, apenas o México apresentava valores inferiores aos portugueses. Embora se conheça bem que a saúde tem múltiplos determinantes além do acesso a cuidados de saúde, omitir a influência do SNS neste progresso de ganhos de saúde seria demasiado tendencioso.

Figura 1: ***Potential years of life lost (PYLL), females and males, 2009 (or nearest year)***

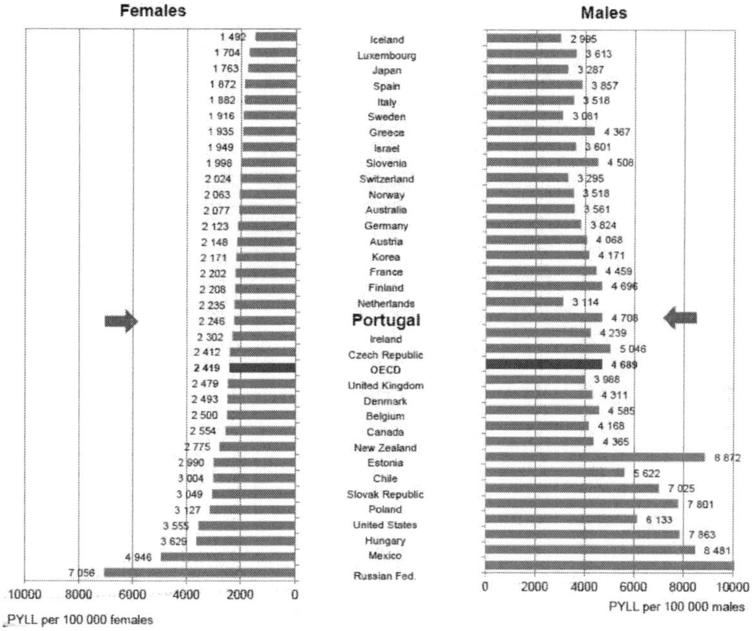

Fonte: OECD Health Data 2011; IS-GBE (2011).

Nas últimas décadas, verificaram-se significativos ganhos em saúde de forma generalizada, embora persistam, ou até se acentuem, profundas desigualdades. Uma criança nascida no México tem, hoje, uma esperança de vida inferior em 9,3 anos às crianças nascidas no Japão, e uma criança nascida na Lituânia tem uma probabilidade de falecer por causa evitável mais de quatro vezes superior a uma criança luxemburguesa (Figura 2). Os enormes progressos registados, aumentos de quase oito anos na esperança de vida à nascença na Estónia ou na Turquia, foram insuficientes para colmatar aquelas desigualdades. Também noutros indicadores se verifica esta situação. Como exemplo de indicador de morbilidade, a prevalência de diabetes atinge na Irlanda o melhor valor dos países da OCDE, 3,2% da população adulta, mas regista no México 13,5% da respetiva população adulta, prevalência cerca de quatro vezes superior.

Figura 2: ***Health status across the OECD, 2019 (or nearest year)***

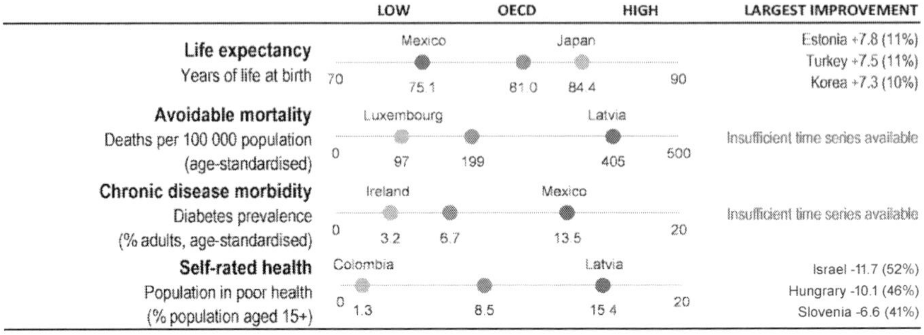

Note: Largest Improvement shows countries with largest changes in absolute value over time (% change in brackets).
Fonte: OECD Health Statistics 2021, IDF Siabetes Atlas 2019.

O sucesso dos sistemas de saúde pode ser associado à respetiva eficácia para minimizar a mortalidade por causas evitáveis e por causas tratáveis. A OCDE e o Eurostat listaram essas causas e identificaram 1,9 milhões de mortes evitáveis em 2019 nos países da OCDE, tendo como principais razões o cancro, 31% (por exemplo, o cancro do pulmão é considerado evitável), as causas externas (acidentes), 21%, e as doenças do sistema circulatório, 19%. No que respeita a causas tratáveis, foram identificadas 1,1 milhões de mortes causadas por doenças tratáveis no mesmo universo de países da OCDE. Neste caso, os grupos mais relevantes são as doenças do sistema circulatório, 36%, e o cancro, 27% (o cancro da mama e o cancro colorretal são classificados como doenças tratáveis).

Figura 3: ***Mortality rates from avoidable causes, 2019 (or nearest year)***

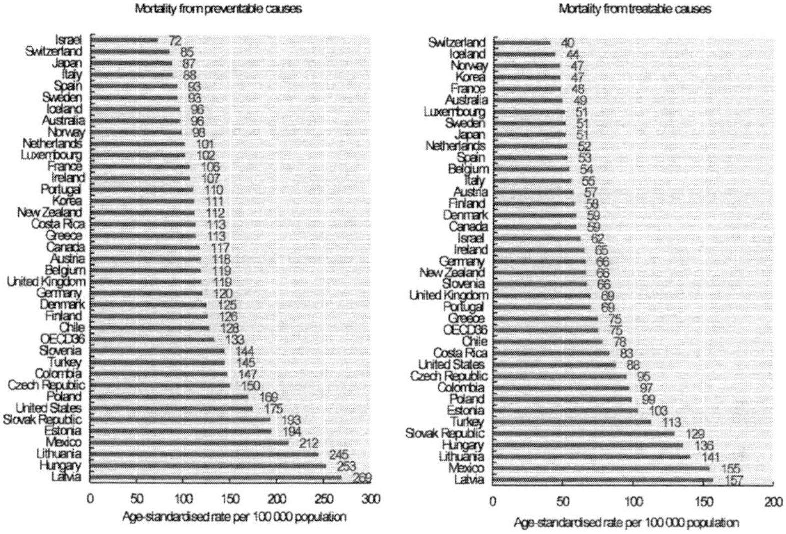

Fonte: OECD Health Statistics 2021.

Nesta matéria, Portugal compara favoravelmente (Figura 3). No que respeita à mortalidade evitável, em 2019, em Portugal, ocorreram 109 mortes por 100 000 habitantes, o que compara muito favoravelmente com a média da OCDE de 126 mortes. Na mesma figura, apresenta-se também o gráfico relativo à mortalidade por causas tratáveis. Em Portugal, ainda em 2019, ocorreram 64 mortes por 100 000 habitantes, o que também compara favoravelmente com o valor de 73 mortes, a média da OCDE. Se aceitarmos que este indicador, mortalidade por causas tratáveis, melhora através da inovação terapêutica, cai por terra o argumento frequentemente usado de que, em Portugal, o acesso à inovação terapêutica é mais difícil do que na generalidade dos países mais desenvolvidos.

Antes prevalece a evidência de que o sistema de saúde português mostra bom desempenho na minimização da mortalidade por causas preveníveis ou evitáveis. Fica por explicar o aparente paradoxo entre os bons resultados em ganhos em saúde — a mortalidade infantil, como indicador clássico, registou no nosso país 2,8 mortes por 1000 nados vivos em 2019, o que compara com 4,2 na média dos países da OCDE — e a quase masoquista autoapreciação dos Portugueses da sua saúde.

Mais de 15% da população adulta em Portugal autoavalia a sua saúde como má ou muito má, o que compara com 8,5% no conjunto de países da OCDE. Apenas 50% dos adultos portugueses avaliam a sua própria saúde como boa ou muito boa, valor muito inferior aos 68,5% da média dos países da OCDE.

Os recursos dos sistemas de saúde

Na generalidade dos países da OCDE, a cobertura da população pelos sistemas «oficiais» de saúde é praticamente universal: o relatório da OCDE *Health at a Glance 2021* citava o valor de 98% da população de todos os países. O México detinha o valor mais baixo, «apenas» 80,6% da população coberta pelo sistema de saúde (Figura 4).

A situação é totalmente diferente se atentarmos no indicador «cobertura financeira». A média da despesa total assegurada por financiamento público (impostos e seguro social obrigatório) dos países da OCDE é de 74%, valor próximo, mas superior, ao registado em Portugal. Os valores extremos na cobertura financeira por financiamento público são a Noruega, 85,8% das despesas em saúde cobertas por financiamento público, e o México, com apenas 49,3% (Figura 4).

Figura 4: ***Access to care across the OECD, 2019 (or nearest year)***

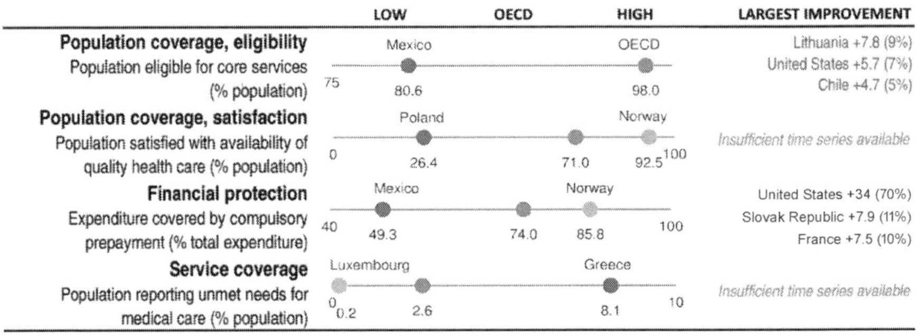

Note: Largest Improvement shows countries with largest changes in absolute value over time (% change in brackets). Indicator om population coverage, satisfaction based on 2020 data.
Fonte: OECD Health Statistics 2021, Gallup World Poll 2020.

A afirmação de que a saúde se constitui como um importante sector económico confirma-se também pelos efeitos «indiretos», uma população mais saudável é certamente um requisito para uma população mais criativa e produtiva. Enquanto sector económico com produção de investigação, cuidados de saúde e serviços de apoio, a saúde afirma-se como um importante sector económico na generalidade das economias avançadas. A vertente emprego, expressa na Figura 5, demonstra-o à evidência. Neste século, acentua-se o declínio do emprego na agricultura, contrai-se o emprego na indústria e a saúde apresenta valores de crescimento de emprego significativamente superiores, 49% entre 2000 e 2019, aos verificados nos serviços, 33% no mesmo período. Números que confirmam não ser mais possível encarar a saúde como uma área de atividade caritativa ou de boa vontade, mas sim um sector de atividade económica complexo, potenciador de forte dinâmica na investigação e desenvolvimento e com procura assegurada pela sua característica económica de bem de mérito.

FIGURA 5: ***Employment growth by sector, OECD average, 2000–19 (or nearest year)***

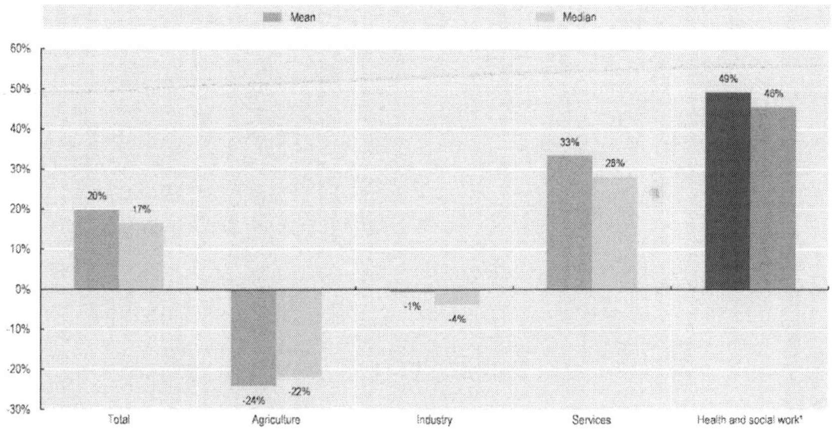

1. Health and social work is classified as sub-component of the services sector.
Fonte: OECD National Accounts.

A qualidade do acesso aos cuidados de saúde

Sendo os recursos sempre limitados, não sendo possível atender a todas as «necessidades» expressas, a forma como um sistema de saúde encaminha os seus recursos para as atividades clínicas reconhecidamente mais custo-efetivas é um indicador de qualidade do sistema. As cirurgias de colocação de próteses da anca e do joelho são habitualmente reconhecidas como práticas custo-efetivas. O progresso tecnológico proporciona níveis de risco cirúrgico muito reduzidos e alta eficácia, permitindo obter significativos ganhos em qualidade de vida, ao permitir melhorar a mobilidade e autonomia dos mais velhos, habitualmente também os «beneficiários» destas cirurgias.

FIGURA 6: Prevalência de cirurgias de substituição da anca e do joelho

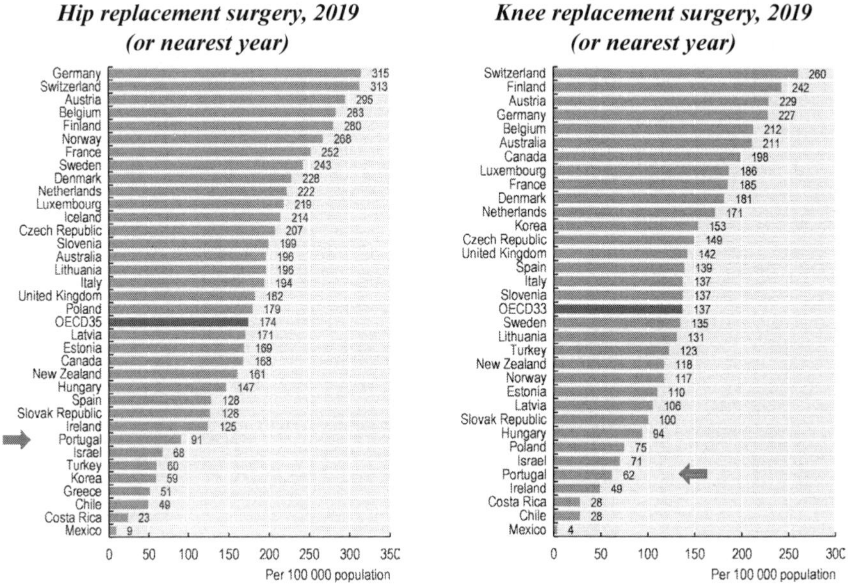

Fonte: OECD Health Statistics 2021.

O panorama nos países da OCDE (Figura 6) quase nos envergonha, face à reduzidíssima prevalência destas cirurgias em Portugal. Na cirurgia da anca, 91 intervenções por 100 000 habitantes, pouco mais de metade das 174 intervenções na média da OCDE; na cirurgia do joelho, os números pioram: 62 intervenções por 100 000 habitantes em Portugal, que comparam com 137 intervenções no conjunto de 33 países da OCDE. Em ambas as situações, os países do centro da Europa, Alemanha, Áustria, Suíça e outros, souberam desenhar os incentivos necessários para que estes indicadores ultrapassassem largamente as 200 intervenções por 100 000 habitantes. Também a prevalência de partos por cesariana mostra indícios de baixa qualidade nas opções clínicas prevalecentes no sistema de saúde português.

No que respeita à prescrição e consumo de medicamentos, a evolução nestas duas últimas décadas, em Portugal, é semelhante à verificada na generalidade dos países da OCDE, onde se registaram grandes crescimentos no consumo de várias classes de medicamentos: anti-hipertensivos, em que Portugal apresenta números da média da OCDE; medicamentos anticolesterolemia e antidiabéticos, nestes casos com Portugal com valores ligeiramente acima da média; e nos medicamentos antidepressivos, em que Portugal apresenta valores de consumo que quase duplicam a média da OCDE. Comum a todas estas classes de medicamentos é o grande crescimento da sua utilização, mais que duplicando o seu consumo, medido em «doses diárias definidas», nos países avançados, entre 2000 e 2019.

Para tornar este crescimento sustentável, foi essencial a política de promoção de medicamentos genéricos, assente na garantia de qualidade a custos inferiores. Ao longo dos últimos 20 anos, Portugal normalizou a sua situação na utilização de medicamentos genéricos, aproximando-se da média de 26 países da OCDE. Os genéricos representam em Portugal 46% das embalagens consumidas e dispensadas em ambulatório, o que compara com 52% na média da OCDE.

A utilização de cuidados dentários é um indicador relevante das desigualdades no acesso aos cuidados de saúde, pois, no caso português, são quase exclusivamente prestados em ambiente privado, sem financiamento público. No relatório *Health at a Glance 2021*, mostra-se a insuficiência do volume de utilização em Portugal, mas também uma fortíssima iniquidade no acesso a este tipo de cuidados. A percentagem da população que teve uma consulta em 2014 foi de 49%, valor bem abaixo dos 63% verificados na média de 27 países da OCDE. Mais impressiva é a diferença por *quintis* de rendimento. No grupo dos 20% da população portuguesa com rendimento inferior, apenas cerca de 30% das pessoas teve acesso a uma consulta de medicina dentária. A título de exemplo, merecedor da nossa inveja, na Alemanha, o número equivalente é cerca de 80%.

A despesa em saúde

Também nos indicadores de despesa em saúde se encontram grandes desigualdades entre os países. A percentagem de gastos em saúde no

PIB varia entre os 2,9% na Indonésia e os 16,8% nos Estados Unidos, com um valor médio de 8,8% na OCDE. Estes valores referentes a 2019 enquadram os gastos totais em saúde em Portugal em 9,5% do PIB, valor bem superior ao esperado, pois supera claramente a média dos países da OCDE. Em 2020, estima-se que este indicador tenha aumentado para 10,1% do PIB (Figura 7), devido à despesa acrescida para responder à pandemia da covid-19.

Figura 7: ***Health expenditure as a share of GDP, 2019 (or nearest year) and 2020***

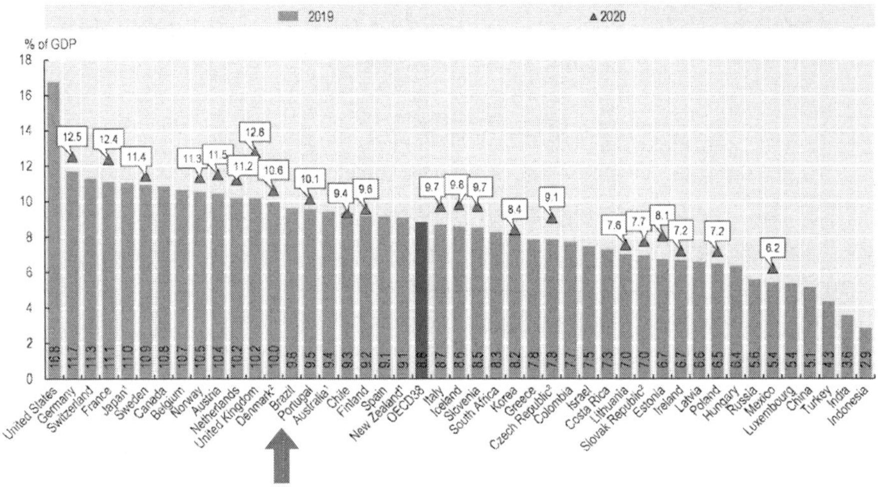

1. OECD estimates for 2019. 2. OECD estimates for 2020.
Fonte: OECD Health Statistics 2021. WHO Global Health Expenditure Database.

Face às grandes diferenças nos montantes de PIB *per capita*, relevante é também o montante da despesa por habitante. Neste indicador, a desigualdade acentua-se, conforme expresso na Figura 8. O valor médio é de cerca de 4087 USD, com mínimo de 257 USD na Índia e máximo de 10 948 USD nos Estados Unidos, diferencial de 1 para 40!

Face à exiguidade do PIB *per capita* em Portugal, sem novidade, no indicador despesa em saúde *per capita*, a relação com a média da OCDE é inversa em relação à percentagem do PIB: em 2019, o valor de 3347 USD verificado em Portugal está bem abaixo dos 4087 USD médios no conjunto de 38 países da OCDE (Figura 8).

Figura 8: ***Health expenditure per capita, 2019 (or nearest year)***

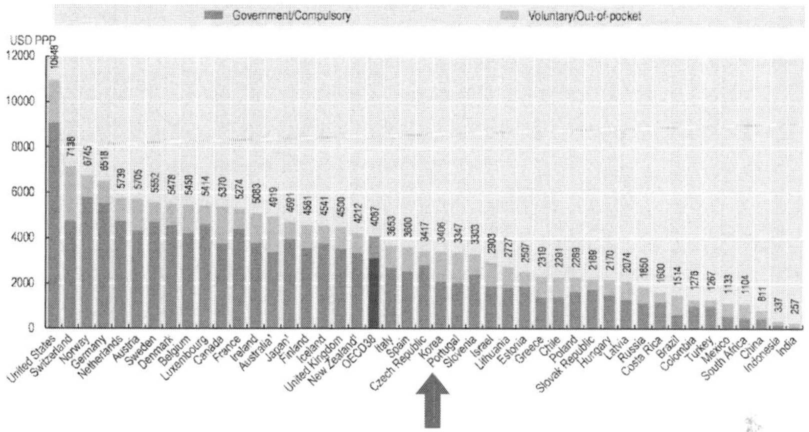

1. OECD estimates.
Fonte: OECD Health Statistics 2021. WHO Global Health Expenditure Database.

A evolução da despesa em saúde no tempo revela bem uma das maiores restrições ao desenvolvimento do SNS e do sistema de saúde em Portugal.

A Figura 9 mostra a evolução da percentagem da despesa em saúde no PIB nos últimos 50 anos. Antes da Revolução de Abril, a despesa em saúde em Portugal era, em termos relativos, metade da média da OCDE, 2% em Portugal, 4% nos países da OCDE. Esta diferença esbateu-se progressivamente até meados da década de 90, altura em que Portugal passou a superar a média da OCDE, situação que se mantém em 2019.

Figura 9: ***Health expenditure, % GDP, 1970–2016***

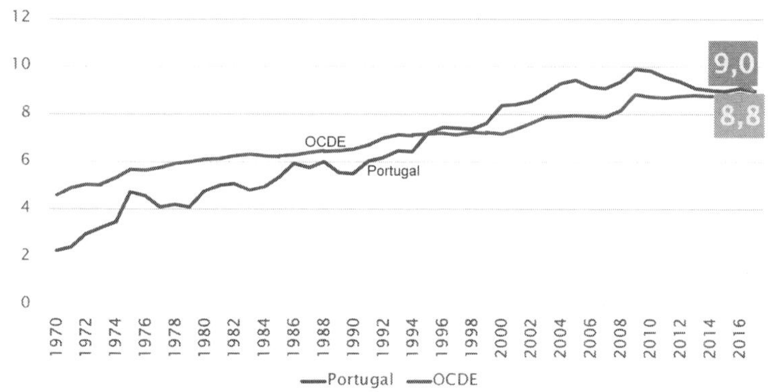

Fonte: Conselho Nacional de Saúde, Fluxos Financeiros no Serviço Nacional de Saúde, 2017.

No entanto, a análise dos gastos *per capita* (Figura 10) altera por completo aquela conclusão. Neste indicador, Portugal nunca superou a média dos países OCDE, tendo conseguido aproximar-se no início do século, sendo muito evidentes os efeitos das crises financeiras bancárias e dos défices públicos, entre 2009 e 2012. O gráfico da Figura 10 evidencia claramente o enorme retrocesso ocorrido nesses anos na tendência crescente da despesa em saúde em Portugal, ainda não compensado até hoje. Apesar do esforço relativo superior em Portugal, a percentagem do PIB dedicada à saúde é superior à média da OCDE e o volume de recursos disponíveis por habitante é inferior, situação que se agravou muitíssimo nas crises económicas do século XXI.

FIGURA 10: ***Health expenditure per capita, US$PPP, 1970–2016***

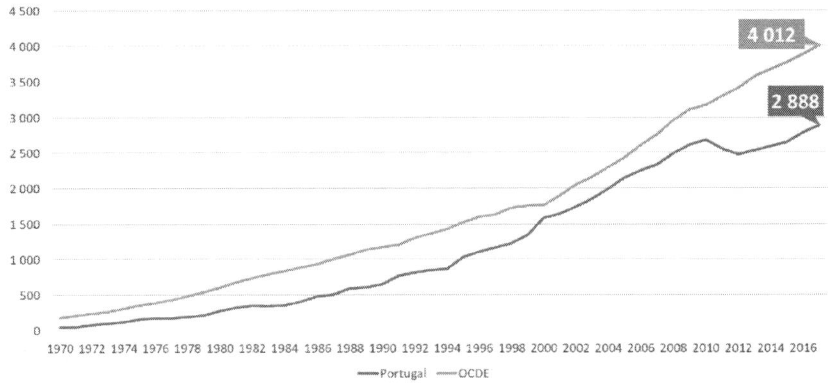

Fonte: Conselho Nacional de Saúde, Fluxos Financeiros no Serviço Nacional de Saúde, 2017.

Esta situação de escassez de recursos financeiros conduziu o sistema a resultados de grande eficiência. Nas relações entre gastos e esperança de vida, entre gastos e mortalidade evitável e entre gastos e universalidade do rastreio do cancro da mama, Portugal apresenta-se entre os países da OCDE com melhores resultados. Apesar de todas as limitações e insuficiências, o sistema de saúde português, sustentado no SNS, tem produzido excelentes resultados a custos controlados.

O futuro próximo

A recente pandemia da covid-19 foi um verdadeiro teste de *stress* a todos os sistemas de saúde e também ao SNS português. No final do segundo ano de pandemia, resulta uma avaliação fortemente positiva do desempenho do sistema perante uma situação totalmente imprevisível e impreparável. Como maior consequência negativa, resultou o atraso na assistência aos doentes não covid, derivado da quase total alocação dos resultados disponíveis aos doentes covid. O processo de vacinação foi executado com extrema eficácia e permitiu um retorno à normalidade, embora sempre sob a ameaça de possíveis novas vagas pandémicas. Reafirmada a adequação do modelo SNS, o futuro próximo, além das opções políticas dos Portugueses, passará por gerir a incerteza e as ansiedades e dúvidas a ele associadas com uma liderança política forte e determinada, por assumir e definir prioridades com apoio e sustentação na ciência e por adotar uma atitude de reforma permanente do sistema, para que o SNS possa adaptar-se aos novos tempos e ambições da população.

Recuperar reformas que parecem perdidas no tempo, mas são importantes e estão ainda inacabadas, como a reforma dos cuidados de saúde primários, com o modelo USF à cabeça, e completar a RNCCI, são elementos cruciais para consolidar a capacidade do SNS. Assim como acelerar o processo de transformação digital, fazendo em simultâneo uma aposta na investigação sobre serviços de saúde que produza resultados em processos de inovação na organização e integração da prestação de cuidados de saúde. Finalmente, é também necessário recuperar a função do planeamento, dignificando o Plano Nacional de Saúde como instrumento de referência, um guia para todos os intervenientes na proteção da saúde dos Portugueses.

3. Perfil epidemiológico da população portuguesa — um retrato da desigualdade

Inês Fronteira
Professora Auxiliar de Saúde Pública e Epidemiologia
Instituto de Higiene e Medicina Tropical da Universidade Nova de Lisboa

A capacidade de resposta às necessidades de saúde de uma população é determinante para a organização dos sistemas de saúde quer a nível nacional quer a nível local. Para garantir essa capacidade de resposta, assim como o acompanhamento da evolução das necessidades de saúde, é fundamental um conhecimento permanente e atualizado do perfil epidemiológico da população. Este conhecimento deve incidir não apenas sobre as características de uma determinada população, mas também na sua evolução e tendências futuras.

Em Portugal, em 2020, e sem considerar o impacto da pandemia da covid-19, o retrato é o de uma população envelhecida, com uma esperança média de vida longa, ligeiramente superior à da União Europeia, mas com pouca qualidade e uma desigualdade significativa entre homens e mulheres (em 2018, as mulheres podiam esperar viver mais 6,2 anos que os homens, sendo que a média europeia é de 5,5 anos) (Eurostat, 2020).

QUADRO 1: Indicadores de esperança de vida em Portugal (último ano disponível)

	2000	2010	2018
Esperança de vida	76.8	80.1	81.5
Esperança de vida homens	73.3	76.8	78.3
Esperança de vida mulheres	80.4	83.2	84.5
Esperança de vida aos 65 anos homens	n/a	7.1	7.8
Esperança de vida aos 65 anos mulheres	n/a	5.8	6.9

Fonte: Eurostat, 2020.

Prevalecem, na população portuguesa, problemas de saúde com campos causais fortemente influenciados por fatores modificáveis. Há uma concentração significativa de problemas de saúde nos homens, nos indivíduos mais pobres, menos escolarizados, desempregados, inativos e mais velhos.

População de transição

Desde 2011, a população portuguesa diminuiu de cerca de 3%. Esta tendência deve manter-se nas próximas décadas. Segundo o Institute for Health Metrics and Evaluation, o país terá menos de 9 milhões de habitantes em 2050.

FIGURA 1: Previsão da evolução da população portuguesa

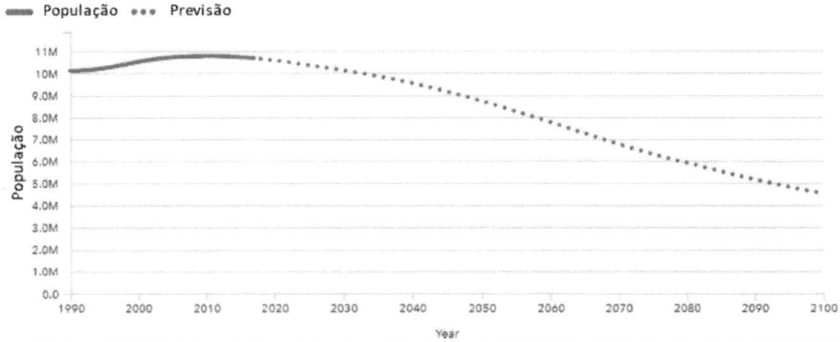

Fonte: Institute for Health Metrics and Evaluation (IHME). **Portugal profile**. Seattle, WA: IHME, University of Washington, 2018. Available from http://www.healthdata.org/[INSERT LOCATION NAME]. (Accessed 02/12/2020)

Portugal apresenta uma forte assimetria na distribuição da população pelo seu território, com dois terços da população concentrada em grandes áreas urbanas, como a de Lisboa e do Porto, ao longo de toda a faixa costeira e litoral. Ainda assim, tem-se verificado uma diminuição progressiva da densidade populacional.

Quadro 2: Indicadores sociodemográficos selecionados

	2000	2010	2020
População total	10.3	10.6	10.3
População 0 – 14 anos (% total)	16.0	14.9	13.0
População 65 anos ou mais (% total)	16.3	18.8	22.8
Densidade populacional (hab. por km2)	112.5	115.4	112.2
Crescimento populacional anual	0.7	0.0	-0.2
Taxa de fertilidade total (nascimentos por mulher)	1.5	1.4	1.3
População urbana (%)	54.4	60.6	66.3

Fonte: World Bank. (2020). World Development Indicators [online database] (http://wdi.worldbank.org/tables, acedido a 18/05/2020).

A par da redução na população, assiste-se ao seu envelhecimento, muito acentuado nos últimos anos quer pelo aumento da esperança média de vida quer pela diminuição das taxas de natalidade.

Estes dois indicadores refletem-se na configuração da pirâmide etária nacional, que, em 1990, apresentava uma maioria de população adulta, mas ainda com um predomínio muito significativo das camadas mais jovens. Já em 2019, é possível verificar que estamos perante uma população de transição, entre uma população adulta e uma mais envelhecida. Em 2100, a projeção é que Portugal possua uma população francamente envelhecida, com uma predominância de indivíduos com mais de 60 anos de idade.

Figura 2: Evolução da pirâmide etária em Portugal — 1990 a 2100

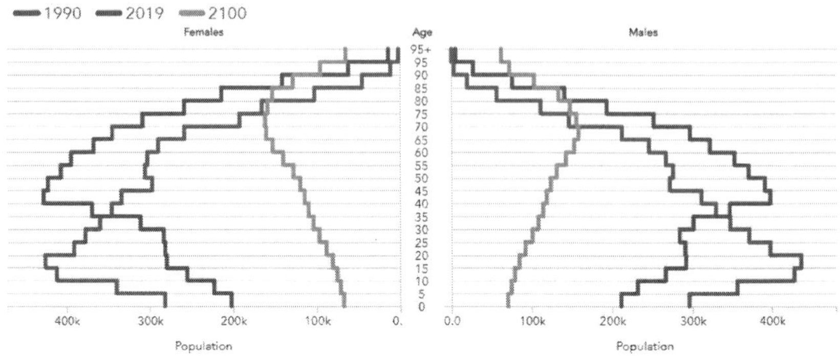

Fonte: Institute for Health Metrics and Evaluation (IHME). (2018). Portugal profile. Seattle, WA: IHME, University of Washington. Disponível em http://www.healthdata.org. (acedido a 02/12/2020).

Na corrida europeia da longevidade, os portugueses estão relativamente bem colocados quanto à sua esperança média de vida, situando-se mesmo ligeiramente acima da média. Em 2018, ao nascer, um português poderia esperar viver cerca de 81 anos.

Porém, e tendo em conta os dados do Eurostat de 2020, regista-se uma importante desigualdade na esperança de vida à nascença entre homens e mulheres, com as mulheres a viverem cerca de mais seis anos do que os homens. Este diferencial é superior à média europeia e tem reflexos em muitos outros indicadores de saúde, sempre com prejuízo para os homens.

Aqui é importante assinalar que, tradicionalmente, existiu em Portugal uma maior ênfase no pensar dos cuidados de saúde na ótica da mulher e da criança. Por exemplo, até há pouco tempo, os serviços de saúde sexual eram confundidos com serviços de saúde materna.

Atualmente, este diferencial em vários indicadores, com piores resultados para os homens, indicia a necessidade de aprofundar o trabalho e a resposta do sistema de saúde, em particular no que concerne ao acesso aos cuidados de saúde.

Os imigrantes legais são 5% da população residente

No perfil sociodemográfico português, a migração é um fator relevante. Portugal é, simultaneamente, um país de destino e de origem de migrantes.

Entre 2017 e 2018, houve um aumento de 14% no número de cidadãos estrangeiros recebidos legalmente em Portugal. Os dados disponíveis (2018) indicam que os imigrantes legais representam cerca de 5% da população residente, concentram-se maioritariamente no litoral, sobretudo em Lisboa (44%), Faro (16%) e Setúbal (8%), sendo o país de origem mais frequente o Brasil (22%), seguindo-se os imigrantes provenientes da União Europeia, designadamente da Roménia, Reino Unido, França e Itália (20%)[1]. Há também uma grande predominância (14%) de imigrantes provenientes dos países de língua oficial portuguesa, nomeadamente Cabo Verde, Angola e Moçambique. São igualmente expressivos os migrantes provenientes da Ucrânia (6%) e da China (5%).

De acordo com a Lei n.º 102/2017, os imigrantes têm o mesmo direito à prestação de cuidados e nível de acesso ao Serviço Nacional de Saúde (SNS) que um indivíduo nascido em Portugal, nomeadamente na área das doenças infecciosas, saúde materna e infantil e serviços de urgência.

Embora seja necessária uma profunda reflexão sobre se este acesso é teórico ou efetivo, e quais os fatores determinantes do acesso, é importante assinalar que Portugal tem envidado diversos esforços para criar uma política de apoio ao imigrante dentro do sistema de saúde.

É ainda importante estudar o impacto da pandemia do SARS-CoV-2 quer no acesso aos cuidados de saúde por parte dos imigrantes quer no próprio perfil de saúde destes, já que a covid-19 é, também, fortemente influenciada pelos determinantes sociais de doença, onde a pobreza, os baixos níveis de escolarização e a precariedade social e laboral encabeçam a lista.

Na caracterização do perfil epidemiológico de uma população, o contexto socioeconómico é um indicador incontornável, com a literatura a demonstrar, para diversos contextos e países, que o trabalho é essencial para uma população saudável. Não só o trabalho é uma fonte de rendimento, que permite o acesso a uma série de amenidades e condições que propiciam melhores níveis de saúde, como é também determinante para a construção de uma rede social de apoio que influencia a saúde do próprio indivíduo.

[1] SEF. (2018). *Relatório de Imigração, Fronteiras e Asilo — 2018* [*Report on Immigration, Borders and Asylum — 2018*]. Lisboa: Serviço de Estrangeiros e Fronteiras. (Disponível em: https://sefstat.sef.pt/Docs/Rifa2018.pdf).

A população ativa portuguesa é constituída por cerca de metade dos residentes no país, 5,1 milhões, e é predominantemente masculina (64%).

Nos últimos anos, particularmente a partir de 2017, Portugal registou uma melhoria significativa na taxa de desemprego, que, com o impacto da pandemia da covid-19, se voltou a agravar, situando-se em dezembro de 2020 nos 6,5% (Quadro 3).

Quadro 3: Estimativas de emprego e desemprego

Estimativas Mensais de Emprego e Desemprego
Principais indicadores

	Unidade	Valores ajustados de sazonalidade						
		Nov 2019	Dez 2019	Ago 2020	Set 2020	Out 2020	Nov 2020	Dez 2020 (p)
População ativa (15 a 74 anos)	Milhares de pessoas	5 202.7	5 193.9	5 131.1	5 156.4	5 172.1	5 172.6	5 124.5
População empregada (15 a 74 anos)		4 855.8	4 846.1	4 717.0	4 749.4	4 785.1	4 803.7	4 793.4
População desempregada (15 a 74 anos)		346.9	347.8	414.1	407.1	387.0	368.9	331.1
População inativa (15 a 74 anos)		2 562.2	2 570.6	2 649.7	2 625.2	2 612.3	2 615.7	2 665.9
Subutilização do trabalho (15 a 74 anos)		672.7	676.0	832.4	828.9	803.8	755.9	717.7
Taxa de atividade (15 a 74 anos)	%	67.0	66.9	65.9	66.3	66.4	66.4	65.8
Taxa de emprego (15 a 74 anos)		62.5	62.4	60.6	61.0	61.5	61.7	61.5
Taxa de desemprego (15 a 74 anos)		6.7	6.7	8.1	7.9	7.5	7.1	6.5
Taxa de inatividade (15 a 74 anos)		33.0	33.1	34.1	33.7	33.6	33.6	34.2
Taxa de subutilização do trabalho (15 a 74 anos)		12.5	12.6	15.5	15.4	14.9	14.0	13.4

Fonte: INE, Inquérito ao Emprego.

Nota: (p) - Estimativas provisórias.

Contudo, na Figura 3, verifica-se que, à medida que vamos avançando no tempo, se regista um decréscimo da população empregada e um aumento da população desempregada.

Figura 3: Variação da população ativa empregada, desempregada e inativa em novembro de 2020

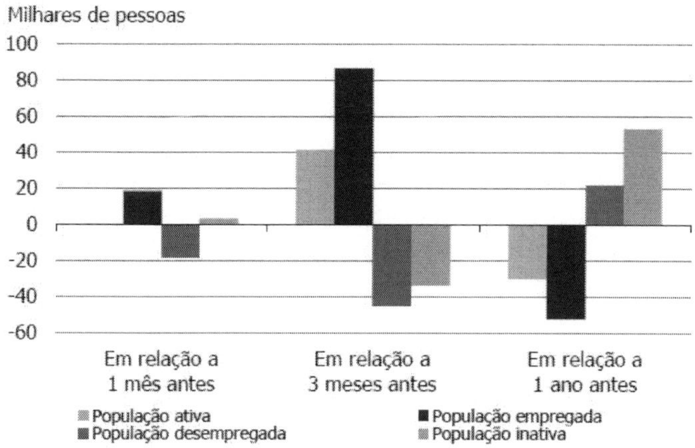

Fonte: INE. (2021). Estimativas mensais de emprego e desemprego. Disponível em: https://www.ine.pt/xportal/xmain?xpid=INE&xpgid=ine_destaques&DESTAQUESdest_boui=415271681&DESTAQUESmodo=2 (acedido a 06/04/2021).

Do ponto de vista epidemiológico, é relevante estudar a questão do emprego por este se encontrar frequentemente associado a piores desfechos de saúde. Estados mais pobres de saúde, problemas de saúde e doença tendem a concentrar-se em indivíduos desempregados e inativos.

A pobreza é um dos principais determinantes de saúde. Portugal não é dos países mais bem colocados na União Europeia em relação a este indicador: 17,3% dos portugueses vivem abaixo da linha da pobreza, mesmo após a ocorrência de transferências de apoio sociais, com um rendimento anual inferior a 9346 €. («Inquérito às Condições de Vida e Rendimento: 2014–2018», INE).

Portugal é um país com uma desigualdade de rendimentos bastante marcada, como indica o rácio entre os 20% mais ricos e os 20% mais pobres (5.2), que se agrava mais quando consideramos o rácio do rendimento dos 10% mais ricos face aos 10% mais pobres (8.6).

Fatores modificáveis predominam na mortalidade

Os dados sobre a mortalidade, habitualmente recolhidos de uma forma sistemática e sistematizada, constituem sempre um bom ponto de partida para se perceber quais os problemas de saúde que afetam uma população.

Em 2019, ocorreram cerca de 112 mil óbitos, distribuídos de forma equilibrada entre homens e mulheres. Cerca de 95% das mortes são motivadas por causas naturais, como, por exemplo, doenças, e 5% são devidas a causas não naturais como acidentes, suicídios, homicídios. Maioritariamente, 63% segundo o INE, os óbitos dão-se em hospitais ou clínicas.

Quanto às principais causas de morte, estas têm-se mantido constantes ao longo da última década, com preponderância das doenças do aparelho circulatório, tumores malignos, doenças do aparelho respiratório, doenças cerebrovasculares e doença isquémica do coração.

Nas seis principais causas de morte, em Portugal, há um predomínio muito grande de fatores modificáveis, ou seja, de fatores de risco que podem ser alterados.

Quanto à evolução das principais causas de morte nos últimos dez anos, segundo dados do Institut for Health Metrics and Evaluation (2018), verificamos que, embora as três principais se mantenham, há algumas alterações que importa assinalar. Por exemplo, a doença de Alzheimer, que, em 2009, estava no sexto lugar, passou para quarto.

Atualmente, a tendência que se desenha é a de que, até 2050, Portugal tenha uma prevalência muito elevada de demência, o que é relevante para todo o planeamento dos cuidados de saúde não só a nível do sistema de saúde propriamente dito, mas também, e principalmente, ao nível das respostas do sector social e dos cuidadores informais.

Embora a componente do comportamento individual seja muito relevante nas principais causas de morte aqui referidas, é preciso ter também em consideração o contexto de comportamento social em que este se insere. Isto porque a valorização social que é dada aos comportamentos individuais é fundamental para a adesão de cada pessoa a um estilo de vida mais saudável.

Na última década, houve uma grande alteração na forma como a sociedade acede à informação, elabora um processo cognitivo sobre ela e, depois, a utiliza para alterar comportamentos ou navegar no sistema de saúde. E esta alteração é de tal monta que há, hoje, necessidade de rever as estratégias de promoção da saúde, porque o facto de um indivíduo saber reproduzir uma informação, por exemplo, «fumar faz mal à saúde», não garante que ele atue em consonância com ela, deixando de fumar.

Da mesma forma, a promoção da saúde e de estilos de vida saudáveis deve incidir também sobre a capacidade que cada cidadão tem de, efetivamente, conseguir utilizar os recursos disponíveis no sistema de saúde da forma mais eficiente.

Perceção da saúde e realidade

Em 2019, cerca de 41% dos portugueses referiram, no Inquérito Nacional de Saúde e, também, no Relatório do Estado de Saúde dos Portugueses, ter uma doença crónica ou um problema de saúde prolongado.

Os dados de morbilidade indicam ainda que cerca de 34% dos inquiridos tem algum grau de limitação na realização da sua vida diária e que 71% das pessoas com mais de 65 anos sofrem de doença crónica ou problema de saúde prolongado (68% dos homens *vs.* 74% das mulheres).

A população mais velha é, também, em Portugal, a camada menos escolarizada. E é ainda de salientar que as maiores prevalências destes indicadores estão nos indivíduos reformados, inativos ou desempregados. Apesar deste cenário pouco animador, curiosamente, metade dos portugueses diz que tem uma saúde boa ou muito boa.

Olhando especificamente para a morbilidade entre os 25 e os 74 anos, de acordo com dados do primeiro Inquérito Nacional de Saúde com Exame Físico, realizado em 2015, esta população apresenta uma prevalência de cerca de 10% de diabetes, 36% de hipertensão arterial, 53% de hipercolesterolemia e 67% de excesso de peso, enquanto a média da OCDE, neste último caso, é 56%. 29% dos portugueses com idades entre os 25 e os 34 anos são obesos.

Já em relação às principais causas de incapacidade dos portugueses, de acordo com o Relatório do Conselho Nacional de Saúde de 2017, as doenças musculoesqueléticas são as mais prevalentes, seguindo-se as perturbações mentais e do comportamento.

Relativamente à diabetes, são vários os estudos que comparam Portugal com outros países da União Europeia e que alertam para a posição particularmente má do país em termos da proporção de amputados entre os doentes diabéticos, por exemplo. Este indicador reflete tanto a qualidade dos cuidados que são prestados a estes doentes, como a capacidade do sistema de saúde de responder às suas necessidades particulares.

Quanto aos anos de vida perdidos por doença, as neoplasias ocupam o lugar cimeiro, seguidas de doenças do aparelho circulatório e, novamente, as doenças musculoesqueléticas, as perturbações mentais e do comportamento e outras doenças, como as neonatais e congénitas.

Na área das doenças transmissíveis, dados da Direção Geral da Saúde indicam que, entre 2016 e 2017, a doença de declaração obrigatória mais notificada foi a tuberculose. Portugal é um dos países da União Europeia com taxas de incidência de tuberculose mais elevadas. Entre as doenças transmissíveis destacam-se ainda a sífilis, a gonorreia e a hepatite A.

Em Portugal, uma prevalência alta de doenças de transmissão sexual, na morbilidade por doenças transmissíveis, alerta ainda para a necessidade de reforçar a informação sobre a prevenção neste campo, que parece estar em declínio após os esforços realizados nos anos 90 do século passado face à infecção pelo VIH.

Quando se comparam as dez principais causas de morte e incapacidade, e a sua alteração percentual, na última década, verifica-se que a grande mudança surge na doença de Alzheimer, que ganha também aqui uma relevância cada vez maior.

Os vários indicadores relativos à morbilidade permitem-nos perceber um conjunto de denominadores comuns, nomeadamente as maiores prevalências entre os indivíduos com menor escolaridade e sem atividade laboral.

O peso dos determinantes sociais na Saúde

Níveis baixos de escolaridade condicionam a saúde de forma relevante na medida em que surgem associados a trabalhos menos qualificados, cujos rendimentos mais baixos dificultam o acesso a amenidades como a habitação de qualidade, em bairros com boas condições urbanísticas. Como está bem descrito na literatura, a associação de vários determinantes sociais a indicadores de baixa qualidade aumenta o risco de determinado tipo de doenças.

Quando se consideram os determinantes sociais da saúde, é fundamental ter em conta o Modelo de Dahlgren e Whitehead, que pressupõe não serem apenas os fatores inerentes ao indivíduo que determinam a sua saúde (como a idade, a condição genética, as doenças hereditárias ou o sexo biológico). Para este modelo, os hábitos e estilos de vida, a rede social de apoio, a disponibilidade e a segurança alimentar, a educação, a ocupação, o saneamento básico, a água potável, o acesso a eletricidade, a organização e disponibilização dos serviços de saúde ou as condições ambientais são igualmente fatores determinantes na saúde de um dado indivíduo.

Olhando especificamente para algumas dimensões deste modelo, nomeadamente para os estilos de vida, é possível apurar que, em Portugal, praticamente 2/3 dos adultos não praticam exercício físico de forma regular. Nas crianças, 59% daquelas com menos de dez anos, em 2010, praticavam atividade física moderada, pelo menos 60 minutos por dia. Porém, quando se tem em conta as crianças com mais de dez anos e, designadamente, os adolescentes, a prática de atividade física moderada começa a cair de uma forma assustadora, sendo muito mais difícil que volte a ser retomada.

Um relatório do Conselho Nacional de Saúde, que, em 2018, abordou especificamente estas questões, identificou os adolescentes como um grupo populacional muitas vezes esquecido, a começar pela organização dos cuidados de saúde, particularmente a nível dos cuidados de saúde primários. Na verdade, apesar de existir uma consulta de Saúde Infantil que, teoricamente, vai até aos 18 anos, as consultas obrigatórias desaparecem pelos 5/6 anos da criança, com a entrada para a escola.

Relativamente ao consumo de tabaco, os dados do *OECD Health Statistics 2020* indicam que 24% dos homens e 11% das mulheres fumam diariamente, o que coloca Portugal ligeiramente abaixo da média da União Europeia.

A posição portuguesa é inversa no que toca ao consumo de álcool na população adulta, com o país a registar um consumo bastante acima da média europeia. Ao analisar os padrões de consumo, observa-se que o português corresponde a uma perfusão contínua, em que o indivíduo vai fazendo lentamente o seu aporte de bebidas alcoólicas, enquanto nos outros países da União Europeia há um consumo muito rápido e excessivo de álcool.

Outro grupo de indicadores importantes para compreender o estado de saúde da população portuguesa são as condições de vida, em que se constata, nos últimos anos, uma melhoria substancial no acesso a saneamento básico, água potável e eletricidade. Atualmente, mais de 97% dos alojamentos possuem condições boas neste campo. E esta é uma proporção superior à média europeia.

Contudo, em 11% dos alojamentos verifica-se ainda uma ocupação de sobrelotação e este indicador é bastante assimétrico no país. As regiões autónomas dos Açores e da Madeira registam uma proporção de alojamentos sobrelotados muito superior à verificada no continente, respetivamente, 16,1% e 22,5%. Estes são dados do Censo de 2011 e aguardam-se com expectativa os novos resultados.

Ainda englobado nas condições de vida, em 2012 (últimos dados disponíveis), foi possível verificar que cerca de 10 mil mortes foram atribuíveis a questões relacionadas com ambiente, o que representou cerca de 11% de todas as mortes ocorridas naquele ano.

Destes 10 mil óbitos, 90% deveram-se a doença não infecciosa (podem ser atribuídas ao ambiente causas infecciosas e não infecciosas) e estão aqui em causa essencialmente questões relacionadas com a poluição.

Por exemplo, se for isolada a questão do transporte de passageiros, que, em Portugal, em 2016, era realizado em transporte individual em 89,4% dos casos, e avaliadas as suas implicações sobre a qualidade do ar, conclui-se que há ainda muito a melhorar.

Crianças cada vez mais fechadas

Abordando as condições de vida numa perspetiva de duração, ao longo do percurso de vida, e tal como se verificou para a população em geral, nas últimas décadas, constata-se uma melhoria geral das condições de vida das crianças. Porém, a maioria das crianças portuguesas vive essencialmente em zonas urbanas e periurbanas que se desenvolveram, maioritariamente, sem planeamento ou uma linha estratégica para o crescimento das cidades. O resultado é que muitas destas crianças crescem numa malha urbana agressiva, com zonas poluídas e má qualidade do ar tanto exterior como interior e sem espaços verdes. Em 2014, metade dos adolescentes em idade escolar sofria de algum tipo de alergia e cerca de 30% de asma, o que pode ser um reflexo do impacto das questões relativas à qualidade do ar.

Comparando alguns dados com as médias internacionais, as crianças e adolescentes portugueses estão entre os que registam menores consumos de tabaco, canábis e bebidas alcoólicas entre os países da OCDE.

Porém, o país está acima da média da União Europeia relativamente ao consumo de bebidas açucaradas, sendo Portugal um dos países com maior prevalência de excesso de peso e obesidade infantil.

Em acréscimo, e ainda antes dos constrangimentos associados à pandemia do SARS-CoV-2, cada vez mais as crianças passam a maioria do seu tempo em espaços interiores, desde a casa, à escola, aos transportes e às grandes superfícies comerciais.

Esta tendência agravou-se com os confinamentos de 2020 e 2021, o que se repercutirá inevitavelmente na saúde da população relativamente aos determinantes acima mencionados, sobretudo, nas crianças, população que importa começar já a monitorizar.

A título de conclusão, podemos afirmar que Portugal possui uma elevada prevalência de doença crónica, que tende a limitar as atividades da vida diária e que impacta, também, a mortalidade.

A população apresenta como principais fatores de risco o sedentarismo e o excesso de peso e as doenças mais prevalentes surgem associadas a fatores modificáveis, dos estilos de vida aos determinantes sociais.

Portugal continua a apresentar uma saúde desigual na população, com diferenças significativas entre homens e mulheres e, o que é muito relevante para o desenho de políticas na área da Saúde, com uma concentração expressiva nos homens, nos mais pobres, menos escolarizados, desempregados, inativos e mais velhos.

4. A saúde pública no Serviço Nacional de Saúde — estar onde estão as pessoas

Ricardo Mexia
Médico de Saúde Pública
Antigo presidente da Associação Nacional dos Médicos de Saúde Pública

Em Portugal, as estruturas de Saúde Pública estão disseminadas por uma rede de organizações cuja operacionalização é, por vezes, difícil. Aguarda-se ainda a reforma do sector a favor de uma maior eficácia de intervenção.

Ainda assim, a especialidade tem sabido incorporar a evolução tecnológica nas suas ferramentas e melhorar a sua capacidade de vigilância e ação, procurando também posicionar-se como uma opção de valor para os futuros profissionais de saúde.

A saúde, enquanto conceito enquadrado pela Carta de Ottawa (1986), é entendida como um meio que permite a cada cidadão viver plenamente e atingir o seu máximo potencial.

Emanando da definição de saúde, a Saúde Pública transpõe para a comunidade a abordagem à saúde individual e são evidentes os paralelismos: há uma observação da comunidade, através de estudos comunitários e populacionais; são avaliadas as necessidades em saúde de uma dada comunidade e estabelecidas prioridades em função delas; são delineadas intervenções, através de programas e da organização de serviços;

há uma monitorização e vigilância da evolução das necessidades de saúde e uma avaliação dos programas e serviços para definir quais as boas práticas a adotar.

Promover, proteger, prevenir

A promoção e proteção da saúde e a prevenção da doença são funções essenciais no âmbito da Saúde Pública, sendo apoiadas por ações específicas e permanentes de vigilância e monitorização. Adicionalmente, como suporte das três funções nucleares acima referidas, existem outros instrumentos fundamentais, nomeadamente a governança (entendida enquanto a forma como o sistema é gerido e como interagem os intervenientes nesse contexto); os recursos humanos em Saúde Pública (sem eles o sistema dificilmente poderá funcionar); os recursos financeiros, essenciais à existência de meios a colocar ao serviço das populações; a comunicação, interna e externa, desde a forma como as mensagens são transmitidas às comunidades até ao modo como os diversos intervenientes se correspondem entre si. E, finalmente, a investigação, fulcral para que o conhecimento avance e sejam permanentemente identificadas quais as intervenções mais bem-sucedidas e aquelas que, de uma forma inovadora, podem trazer mais-valias em Saúde.

Figura 1: 10 funções essenciais da Saúde Pública

- *Vigilância da saúde e do bem-estar da população*
- *Monitorização e resposta a ameaças e emergências em saúde pública*
- *Proteção da saúde, incluindo as vertentes ambiental, ocupacional, segurança alimentar e outras*
- *Promoção da Saúde, incluindo ação para enfrentar os determinantes sociais e as iniquidades em saúde*
- *Prevenção da doença, incluindo deteção precoce*
- *Assegurar a governança para a saúde e bem-estar*
- *Assegurar uma força de trabalho em saúde pública suficiente e competente*
- *Assegurar estruturas organizacionais e financiamento sustentáveis*
- *Apoio, comunicação e mobilização social para a saúde*
- *Desenvolver a investigação em saúde pública para informar a política e a prática*

Fonte: OMS. (2013). *Health 2020. A European policy framework and strategy for the 21st century [Saúde 2020]*. Copenhaga, Dinamarca:WHO Regional Office for Europe.

Abordando individualmente cada uma das três funções centrais da Saúde Pública, e começando pela prevenção da doença, é possível dividi-la em cinco níveis de intervenção. O primeiro, designado por prevenção primordial, concerne à promoção de estilos de vida mais saudáveis, mesmo que não de uma forma direta, como os associados a questões relacionadas com a habitação ou mobilidade (por exemplo, construção de ciclovias), segurança rodoviária, questões ambientais, etc.

O segundo nível, a prevenção primária, relaciona-se com evitar ou remover diretamente fatores de risco para uma dada doença. Um exemplo, que é seguramente a maior e mais bem-sucedida intervenção em saúde pública, é a vacinação. Ao reduzir-se o número de pessoas suscetíveis a uma dada doença, está-se a intervir sobre um fator de risco dessa patologia.

O nível seguinte, a prevenção secundária, diz respeito ao diagnóstico precoce e ao tratamento rápido dos doentes. Com frequência, é a este nível que se atua em termos de rastreios.

A prevenção terciária visa devolver rapidamente o indivíduo às suas plenas capacidades, através da redução das sequelas de um dado problema de saúde ou do seu impacto sobre a comunidade.

Por fim, a prevenção quaternária tenta evitar o que pode ser encarado como excesso de intervenção do ponto de vista da abordagem médica. O velho aforismo de Hipócrates, «Primeiro, não prejudicar», é muito importante, e é necessário ter consciência de que a excessiva intervenção médica pode ter impactos negativos na saúde das populações.

Quanto à promoção da saúde, e partindo da Carta de Ottawa já aqui mencionada, capacitar as pessoas para uma intervenção positiva na sua saúde implica uma rede forte na comunidade. Só com ela é possível, de forma concertada, intervir e dar aos cidadãos as ferramentas para fazerem escolhas mais seguras e saudáveis, nos mais variados contextos, desde escolas a espaços de trabalho, de lazer, estabelecimentos de saúde, prisões ou redes sociais. A promoção da saúde entronca também em parcerias e redes fortes entre os sistemas de saúde e as entidades da sociedade civil. De uma forma geral, e cada vez mais, a promoção da saúde deve estar onde estão as pessoas.

Já a proteção da saúde implica uma lógica de identificação das situações que possam acarretar riscos e de minimização dos mesmos e dos danos que possam causar. Esta função assenta ainda no peso importante da normatização, através da legislação e da regulamentação e, também, da supervisão e fiscalização.

Portugal com organização complexa

Independentemente dos modelos dos sistemas de saúde, a Saúde Pública encontra-se habitualmente centralizada na componente estatal, embora a sua ação se reparta por diversas organizações e vários níveis de intervenção.

Em Portugal, a organização da saúde pública reparte-se entre a administração direta e indireta do Estado. No caso da primeira, o papel determinante cabe à Direção-Geral da Saúde (DGS) e ao SICAD — Serviço de Intervenção nos Comportamentos Aditivos e de Dependência. Na administração indireta, o Instituto Nacional de Saúde Dr. Ricardo Jorge (INSA), no campo da investigação, e o INFARMED, na regulamentação, têm uma atividade que impacta diretamente a Saúde Pública. Na gestão do sistema, a Administração Central do Sistema de Saúde (ACSS) é a entidade preponderante, enquanto o Instituto Nacional de Emergência Médica (INEM) e o Instituto Português do Sangue e da Transplantação (IPST) intervêm na prestação de cuidados nas respetivas áreas de atuação.

A Saúde Pública tem também presença na área hospitalar, embora de uma forma ainda muito escassa. Apesar de um despacho de 2015 determinar que os hospitais deveriam estar apetrechados com um Serviço de Investigação, Epidemiologia Clínica e de Saúde Pública Hospitalar, esta integração é ainda uma raridade.

Parte deste cenário resulta da tendência, ao longo dos anos, para acantonar a Saúde Pública nos cuidados de saúde primários. É desejável, e tal foi comprovado pela experiência vivida com a resposta à covid-19, que essa ramificação da Saúde Pública pelos diferentes níveis de cuidados possa assumir uma expressão mais clara.

Ao nível das cinco Administrações Regionais de Saúde (ARS), entidades nas quais se estrutura a gestão do Serviço Nacional de Saúde (SNS), apesar de algumas diferenças nos organogramas, todas possuem um departamento de saúde pública, cujo delegado regional coordena toda a intervenção.

Devido à forma de organização do sistema português, os delegados regionais estão sob a alçada de uma tutela dupla: da DGS, via cadeia da Autoridade de Saúde, e da respetiva ARS, enquanto tutela administrativa.

Num patamar mais local, nos Agrupamentos de Centros de Saúde (ACES), existem as Unidades de Saúde Pública, que incluem médicos desta especialidade, enfermeiros de saúde comunitária e técnicos de saúde ambiental, além de outros profissionais de saúde.

No caso dos médicos, alguns estão investidos de uma função adicional, a de Autoridade de Saúde, que consubstancia uma representação do poder discricionário do Estado na defesa da Saúde Pública.

A Lei de Saúde Mental é um exemplo da forma como a mesma é aplicada. Neste âmbito, a Autoridade de Saúde pode emitir um mandado de condução urgente, que prevê que as forças de segurança transportem o cidadão que está a representar um risco para si, ou para terceiros, até um serviço de saúde, onde é avaliado por um psiquiatra. As forças de segurança têm a obrigação de cumprir este mandado. Contudo, e atendendo a que colide com os Direitos, Liberdades e Garantias dos cidadãos, a decisão de o doente ficar ou não internado compulsivamente cabe aos tribunais, com base na informação da Autoridade de Saúde e do psiquiatra que avaliou o doente.

A pandemia da covid-19 veio colocar novas questões associadas a esta função da Autoridade de Saúde, com algumas determinações de quarentena ou de períodos de isolamento a serem contestadas do ponto de vista jurídico. É importante realizar esta discussão para avaliar se é necessário criar outras ferramentas normativas para que esta função se possa materializar de forma mais robusta e legalmente enquadrada. É natural que a privação de alguns direitos possa, e deva, ser mediada pelos tribunais. Mas isto não deve obstar à proteção da saúde das populações, por uma questão formal.

O médico de saúde pública, na sua função de Autoridade de Saúde, possui também outras atribuições, como decretar a suspensão de funcionamento de determinadas atividades, económicas ou de lazer, ou a obrigatoriedade de fazer cumprir determinados requisitos para a sua realização.

Como nota adicional, nas regiões autónomas, a integração da Saúde Pública no sistema de saúde possui uma estrutura ligeiramente diferente e que não depende da estrutura nacional, à semelhança do que acontece com os sistemas de saúde regionais.

De uma forma global, a Saúde Pública está disseminada por vários níveis de cuidados e entidades, o que cria uma organização complexa e dificuldades operacionais.

O facto de a estrutura de saúde pública portuguesa estar fortemente limitada nos seus recursos humanos, nas diversas componentes, é outro obstáculo. Sendo transversal aos vários grupos profissionais, o caso dos médicos é particularmente complexo, pois constitui uma área profissional com uma demografia envelhecida que teve um problema de recrutamento durante vários anos. Há um contingente importante de médicos de Saúde Pública que se irá aposentar nos próximos anos e o atual aumento do recrutamento não vai ser suficiente para repor a capacidade de trabalho.

A reforma dos cuidados de saúde primários iniciada em 2005 passou ao lado da Saúde Pública, e o grupo de trabalho criado em janeiro de 2020 para abordar esta questão foi muito condicionado pelo aparecimento da pandemia da covid-19.

A pandemia tornou também muito notória a inexistência de um sistema de informação robusto e dedicado à Saúde Pública, com impactos enormes na compilação e registo da informação necessária à sua vigilância e controle.

Recursos direcionados para o curto prazo

As ferramentas de monitorização e vigilância são essenciais à prossecução da intervenção em Saúde Pública e, neste âmbito, o estabelecimento de métricas para a saúde revela-se incontornável.

Uma métrica fundamental são os determinantes em saúde, ou seja, fatores que condicionam positiva ou negativamente a saúde dos indivíduos e populações e cuja distribuição e frequência é imperativo conhecer e acompanhar.

Os determinantes em saúde organizam-se habitualmente em cinco grupos: fixos ou biológicos, como a idade ou a carga genética; ambientais, nomeadamente tudo o que diz respeito à qualidade do ar e da água, à habitação ou o próprio ambiente social. Este último acabou por ser isolado numa única categoria, denominada determinantes económicos e sociais, que engloba a pobreza, o emprego e a posição socioeconómica.

Os estilos de vida constituem outro determinante, onde se incluem as opções dos indivíduos na área alimentar, atividade física, os consumos de substâncias como o tabaco, álcool, drogas, ou os comportamentos sexuais. E, finalmente, a questão do acesso aos serviços (de saúde, educação, transporte, entre outros).

Mas quando se avalia a tendência dos investimentos em políticas de saúde relativamente a cada um destes determinantes, os resultados são inquietantes. O trabalho realizado por G. E. Alan Dever, em 1976, que compara o impacto na redução da mortalidade de diversos determinantes em saúde com a alocação de recursos a cada um deles, constata que os serviços de cuidados de saúde, sendo apenas responsáveis por 11% da redução da mortalidade, recebem 90% dos recursos investidos.

FIGURA 2: Impacto que a alocação de recursos a determinantes em saúde tem na redução da mortalidade

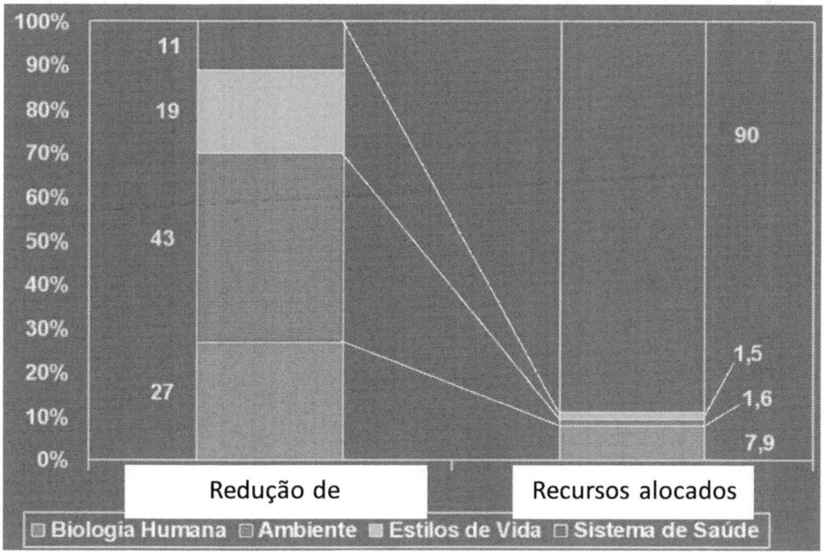

Fonte: Dever, G. (1976). *An Epidemiological model for Health Policy Analysis.* Atalanta, GA: Department of Human Resources.

Em meados dos anos 90, A. R. Tarlov encetou uma análise semelhante e chegou sensivelmente às mesmas conclusões: 90% dos recursos estavam alocados aos serviços de saúde, sendo que, neste estudo, o acesso a esses cuidados era responsável não por 11%, mas por apenas 6% de redução da carga de doença.

Figura 3: Determinantes de Saúde

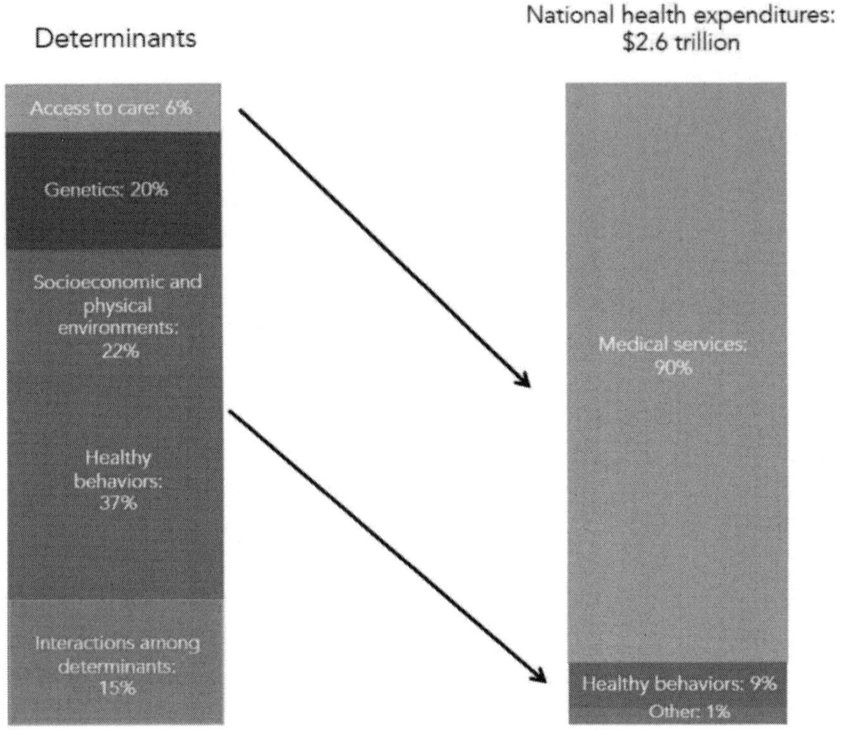

"Healthy People/Healthy Economy: An Initiative to Make Massachusetts the National Leader in Health and Wellness." 2015. Data from NEHI 2013. <http://www.tbf.org/tbf/56/hphe/Health-Crisis>
Tarlov A. Social determinants of health: the sociobiological translation. In: Blane D, Brunner E, Wilkinson R, editors. Health and social organization: towards a health policy for the 21st century. London: Routledge; 1996 pp. 71-93.
Bostonfoundation.org

Esta assimetria de investimento face ao peso na redução da mortalidade e morbilidade é muito preocupante. Infelizmente, a maior visibilidade social do investimento nos sistemas de saúde torna-o mais atrativo politicamente, comparativamente ao combate a comportamentos nocivos para a saúde ou à criação de um melhor ambiente socioeconómico, que só produzem dividendos num horizonte mais largo, de dez ou 20 anos.

Se o objetivo é realmente ter sucesso na intervenção a favor da saúde das populações, este enviesamento da estratégia de investimento deve ser repensado e corrigido. Por exemplo, a pobreza é, inquestionavelmente, a maior ameaça à saúde. E se apenas for possível intervir em relação a um único determinante, a pobreza é seguramente aquele em cujo investimento maiores dividendos traria.

Ferramentas de avaliação e planeamento

Em Portugal, a intervenção em Saúde Pública dispõe de um conjunto de ferramentas de avaliação e planeamento, uma das quais é o Plano Nacional de Saúde. Estruturado em ciclos de intervenção, o Plano Nacional de Saúde é um instrumento de planeamento estratégico em saúde, de base populacional. A sua versão mais recente, de 2015, compreende uma extensão até 2020 e está atualmente em revisão, esperando-se que possa ser apresentado ainda este ano, apesar dos atrasos resultantes do impacto da pandemia da covid-19.

O novo ciclo decorre até 2030 e considera que, na próxima década, o país será marcado por vários desafios, como o crescente envelhecimento da população, a epidemia das doenças não transmissíveis, as iniquidades em saúde, as alterações climáticas, o fortalecimento do sistema de saúde, as migrações e as emergências em saúde pública.

Os programas prioritários da Direção-Geral de Saúde constituem outra ferramenta valiosa para determinar intervenções com vista à promoção da saúde e prevenção da doença. Abordam áreas identificadas como prioritárias no contexto nacional, tais como a prevenção e controlo do tabagismo, a promoção da alimentação saudável, a promoção da atividade física, a diabetes, as doenças cérebro-cardiovasculares, as doenças oncológicas, as doenças respiratórias, a infecção pelo VIH/Sida e a tuberculose, as hepatites virais, a prevenção e controlo de infecções e de resistência aos antimicrobianos e a saúde mental.

É incontornável mencionar também o Programa Nacional de Vacinação (PNV), cuja longa existência — desde 1965 — e sucesso fazem dele um exemplo particularmente importante. O PNV abrange atualmente 13 doenças e Portugal é um país com uma elevada confiança vacinal e elevada taxa de cobertura, apesar de permanecerem algumas bolsas de não vacinados.

Vigiar o lado oculto do icebergue

A recolha e sistematização de informação é essencial para a definição das oportunidades de intervenção em Saúde Pública, pelo que a capacidade de a obter de forma fiável e atempada é crucial ao posterior planeamento de como atuar.

O SINAVE — Sistema Nacional de Vigilância Epidemiológica permite a atuação de uma rede de âmbito nacional e é essencial para monitorizar a situação das doenças transmissíveis em Portugal. É o sucessor das doenças de declaração obrigatória que a Direção-Geral de Saúde instituiu em 1926, que, na altura, abrangia a varíola, escarlatina, difteria, febre tifoide, tifo exantémico, meningite epidémica, peste, cólera e febre amarela.

Hoje, o SINAVE abarca 63 doenças transmissíveis e a notificação aumentou expressivamente com a sua passagem a eletrónico, eliminando um processo burocrático que o penalizava. Mais recentemente, a inclusão da componente laboratorial veio permitir confrontar a notificação clínica com a laboratorial.

Porém, é importante ter a noção de que só é possível conhecer o lado emerso do icebergue, ou seja, os casos notificados. Ter esta noção é também fundamental para planear uma intervenção em Saúde Pública, e o caso da pandemia pelo SARS-CoV-2 constitui um exemplo muito claro de aprendizagem dessa lição.

Na sua fase inicial, em 2020, apenas se obtinha a notificação das formas mais severas e foi percetível que haveria um número importante de indivíduos infectados, mas que, não tendo sintomatologia, não era possível identificar. Hoje sabemos que esse número andaria quatro a seis vezes acima dos casos notificados. Atualmente, essa diferença já não é tão grande porque foi melhorada a capacidade de deteção, pelo aumento da testagem e da implementação de rastreios.

O rastreio é uma ferramenta importante quando estamos perante suspeitas de infecção sem sintomas, o que leva as pessoas a não procurarem cuidados de saúde. Enquanto for este o cenário, as oportunidades para se obterem dados sobre a evolução de uma dada doença passam por uma enorme variedade de instrumentos: sistemas de participação voluntária, inquéritos *online*, informação sobre absentismo laboral e escolar ou a automedicação.

Quando já se regista a procura de cuidados de saúde, mas ainda não há diagnóstico, é possível recorrer aos dados transmitidos pela linha SNS24, aos números de idas às urgências ou aos médicos de família e também às chamadas para a linha 112.

A questão da vigilância é fundamental em Saúde Pública e a sua contínua melhoria levou ao conceito de *epidemic intelligence*, desenvolvido no âmbito do Centro Europeu de Prevenção e Controlo das Doenças (ECDC, na sigla inglesa).

A *epidemic intelligence* visa detetar o mais precocemente possível ameaças à saúde pública, permitindo uma resposta rápida e eficaz, e tornou-se viável através da recolha sistemática de informação, por meios tecnológicos, e da sua análise em tempo real.

Na prática, a *epidemic intelligence* tem uma componente associada à vigilância clássica de indicadores e de notificação e uma outra relacionada com a vigilância de acontecimentos, seja notícias nas redes sociais, nos *media*, dados de absentismo, da venda de medicamentos, etc. Há uma multiplicidade de fontes que podem ser analisadas e que implicam uma recolha, filtro e verificação da informação de forma a gerar, ou não, um primeiro sinal de alerta.

Este é avaliado no sentido de revelar mudanças no padrão habitual e se essas configuram um problema de saúde pública e uma necessidade de intervenção. Se assim for, é emitido um alerta de saúde pública e desencadeia-se uma investigação para implementar, desde logo, medidas de controlo.

Estas medidas são, com frequência, aplicadas ainda antes de existir um conhecimento completo sobre o que se está a passar. Um exemplo é o surto de Doença dos Legionários no Grande Porto, no final de 2020, em que se procedeu ao encerramento das várias fontes potenciais, ainda antes de se saber qual a responsável.

Epidemiologia usando as redes sociais

A evolução tecnológica tem permitido também recrutar outras ferramentas de vigilância que aplicam à saúde pública métodos informáticos já existentes.

Um exemplo foi criado pelo investigador e epidemiologista canadiano John Brownstein, que implementou uma ferramenta de vigilância baseada no Twitter. Através da monitorização dos *tweets*, John Brownstein consegue, por exemplo, identificar aqueles que, cumprindo critérios pré-determinados, possam indiciar pessoas com queixas gastrointestinais. Se surge um *tweet* que corresponde a esses critérios, o investigador envia uma mensagem a essa pessoa a pedir confirmação sobre o estado de doença e a solicitar o preenchimento de um questionário. Se a pessoa concordar em responder, esta informação, quando comparada com os restantes questionários de outras pessoas contactadas através do mesmo processo, pode permitir identificar um sinal e originar uma consequente intervenção. Por exemplo, se for jantar a um restaurante e, passadas umas horas, adoecer com queixas gastrointestinais, dificilmente vou conseguir perceber se mais pessoas tiveram este problema. A ferramenta criada por John Brownstein permite detetar se há mais queixas depois de haver frequentado um determinado estabelecimento de restauração ou bebidas.

A vigilância epidemiológica através das redes sociais instaura uma capacidade de análise monumental em tempo real que leva à deteção muito mais precoce de problemas de saúde, mesmo antes de os sistemas convencionais os revelarem.

Uma nova ferramenta baseada no Twitter está também a ser implementada em diversos países europeus. A sua aplicabilidade em Portugal é mais difícil, porque esta rede social não tem uma penetração muito elevada no país, mas há, ainda assim, alguma expectativa de que possa vir a contribuir positivamente.

Quanto à vigilância sindrómica, o cenário é diferente e Portugal é, dos países europeus, um dos que estariam em melhores condições para implementar um sistema deste género, dado o grau elevado de digitalização na saúde. Consiste numa estratégia de vigilância epidemiológica baseada na deteção de manifestações clínicas comuns a um maior número de doenças, com o objetivo de identificar precocemente um maior número de casos. Através da análise de todos os registos que existem, sob o ponto de vista da saúde, procura-se detetar alterações de padrões estruturadas em síndromes. Por exemplo, pode-se constatar o aparecimento súbito de mais pessoas com tosse, ainda sem diagnóstico, e isso ser um fator importante para detetar um determinado problema.

Ciclos de pânico, ciclos de negligência

Infelizmente, um aspecto que marca muito fortemente a Saúde Pública, a nível mundial, e ao qual não é prestada suficiente atenção é o facto de esta estar muito sujeita a ciclos de pânico, seguidos de ciclos de negligência.

Há exemplos recentes, como o que aconteceu na gripe A de 2009, provocada pelo vírus H1N1. O alerta pandémico decretado pela Organização Mundial de Saúde (OMS) provocou um grande alarme social. Mas como a infecção acabou por não ter um impacto mundial tão relevante, mesmo quando comparada com outras épocas sazonais de gripe, houve posteriormente uma certa desvalorização do que tinha sido a preocupação da saúde pública, e entrou-se no ciclo de negligência.

Outras duas emergências de saúde pública de âmbito internacional declaradas pela OMS foram o Ébola, na República Democrática do Congo, em 2019, e o vírus Zika, em 2016, em que, após um ciclo de pânico, se seguiu um ciclo de negligência, sem que se tenha progredido particularmente desde então.

Assistiram-se a algumas tentativas de contrariar estes ciclos através da Global Health Security Agenda (GHSA), num esforço internacional para intervir na prevenção e controlo das infecções. Criado em 2014 pelos Estados Unidos da América, integra 44 países e organizações. Portugal foi avaliado em 2015, no contexto do que estava a suceder com o Ébola na África Ocidental e das tarefas que estavam a ser desenvolvidas em território nacional.

Posteriormente, a OMS iniciou as chamadas Avaliações Externas Conjuntas, que fazem uma avaliação de cada país e da sua capacidade em relação a 19 áreas técnicas.

As Avaliações Externas Conjuntas devem ser retomadas rapidamente, assim que a pandemia da covid-19 estiver debelada, para ser possível desenhar melhor quais deverão ser as nossas respostas a uma futura situação pandémica, que vai voltar a acontecer.

A Saúde Pública tem de estar preparada.

5. Os hospitais públicos e a gestão hospitalar — confiança e desconfiança

Alexandre Lourenço
Administrador Hospitalar e ex-presidente da APAH — Associação Portuguesa de Administradores Hospitalares

O que define o hospital público é a sua missão: está permanentemente aberto, oferece acesso universal a cuidados de saúde e possui uma carteira de serviços predefinida com o Ministério da Saúde, mas determinada pela sua história. Para o cumprimento desta missão, coexistem vários modelos de gestão entre os hospitais do Serviço Nacional de Saúde (SNS).

Ao nível do financiamento, o Orçamento do Estado assegura cerca de 54% do financiamento do sector da Saúde, através do SNS. A saúde é também financiada por subsistemas públicos (3,8%) e privados (1,0%) e por seguros privados (4,2%). Contudo, além dos impostos recolhidos pelo Estado, os pagamentos diretos das famílias são os segundos mais representativos, atingindo os 29,8% e com uma tendência crescente nos últimos anos.

Quadro 1: Financiamento do sector da Saúde

Agentes financiadores	2016	2017	2018 Po	2019 Pe	
Administrações públicas	11 349 179	11 737 895	12 444 424	13 020 616	64,1%
Serviço Nacional e Regional de Saúde	9 523 248	9 852 840	10 453 777	10 970 229	54,0%
Subsistemas de saúde públicos (obrigatórios e voluntários)	716 667	731 166	730 990	764 806	3,8%
Outras unidades da administração pública	695 847	717 277	796 841	811 152	4,0%
Fundos de segurança social	413 417	436 612	462 816	474 429	2,3%
Sector privado	6 216 327	6 544 078	6 858 961	7 281 974	35,9%
Sociedades de seguros	627 312	713 520	787 970	857 401	4,2%
Sociedades (exceto as de seguros de saúde)	142 698	150 339	153 688	157 808	0,8%
Subsistemas de saúde privados geridos por sociedades e por Instituições sem fim lucrativo ao serviço das famílias (ISFLSF)	220 635	203 961	202 195	209 959	1,0%
Outras ISFLSF	17 605	17 095	16 446	16 652	0,1%
Famílias	5 208 077	5 459 163	5 698 662	6 040 154	29,8%
Despesa corrente em saúde	17 565 506	18 281 973	19 303 385	20 302 590	

Fonte: INE, Conta Satélite da Saúde (dados publicados a 13 de julho de 2020).

E este é um elemento de preocupação, porque indica que só pouco mais de 70% do financiamento da saúde é pré-pago. Na prática, cada indivíduo, em 1000 € de prestações de saúde, tem de pagar perto de 300 € quando tem necessidade de cuidados de saúde.

Ou seja, o objetivo de garantir a proteção financeira do indivíduo no momento de doença não está a ser alcançado e uma grande fatia da população portuguesa está a ser confrontada com sérias dificuldades de acesso ao sistema de saúde.

Financiar o défice

Nos últimos 20 anos, o crescimento do PIB português e a despesa corrente em saúde são elementos em clara dessintonia.

FIGURA 1: Evolução da despesa corrente em saúde e do Produto Interno Bruto em %

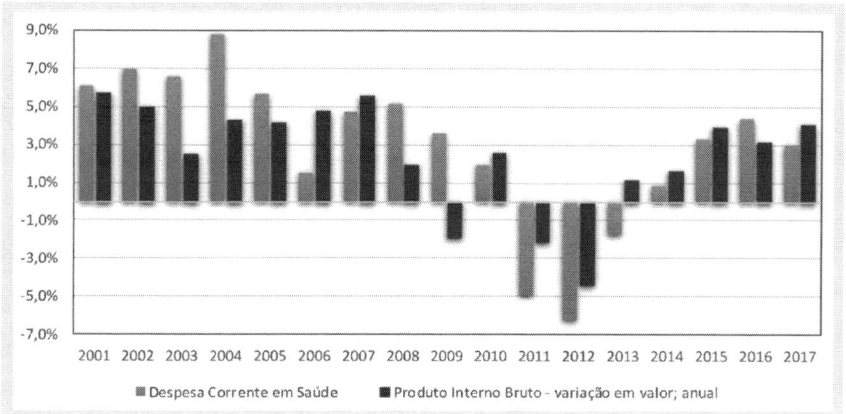

Fonte: INE, Conta Satélite da Saúde, 2018.

Embora a despesa corrente em saúde em Portugal tenha crescido, em termos de percentagem do PIB, muito em linha com a média da Organização para a Cooperação e Desenvolvimento Económico (OCDE), é possível constatar que a despesa pública portuguesa está, desde 2011, abaixo deste valor.

FIGURA 2: Evolução da despesa corrente em saúde — despesa pública — em % do PIB

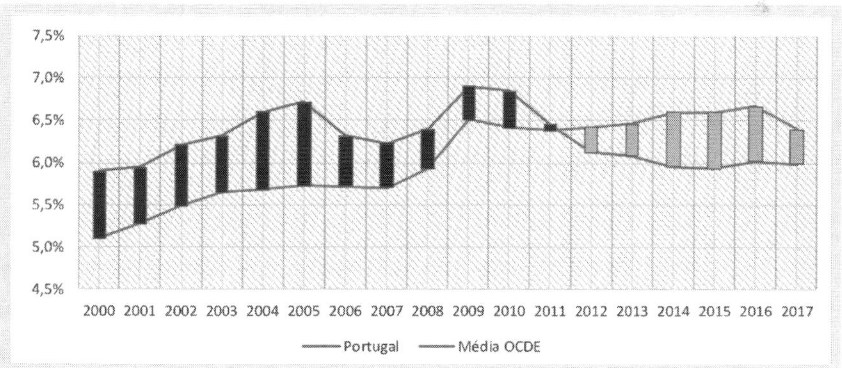

Fonte: INE, Conta Satélite da Saúde, 2018.

Esta situação tem repercussões na capacidade de resposta do sistema de saúde, particularmente, no que concerne às populações com mais dificuldades financeiras.

Agrupando a população portuguesa em cinco grandes grupos, a partir da sua distribuição de rendimentos, e analisando-os em função das despesas em Saúde, constata-se que, em 2010, 30% das pessoas mais pobres enfrentavam gastos catastróficos, sendo 69% devidos a medicamentos.

FIGURA 3: Percentagem da população que enfrenta despesas catastróficas, ou de empobrecimento com pagamentos diretos de acordo com os quintis de rendimento

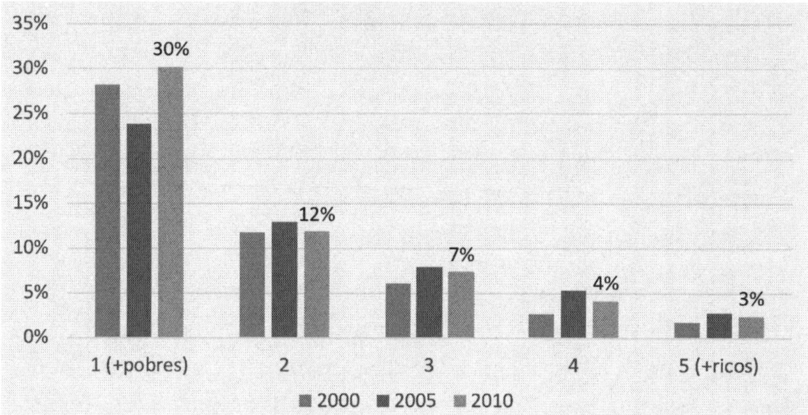

Fonte: Instituto Nacional de Estatística (2015).

FIGURA 4: Peso de diferentes prestações de saúde nos pagamentos diretos por ano, e por quintis de rendimento em 2010

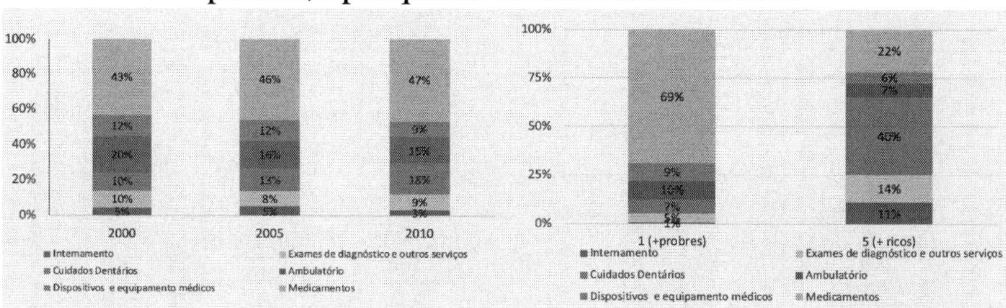

Fonte: Instituto Nacional de Estatística (2015).

Já no grupo das pessoas com rendimentos mais elevados, as despesas mais expressivas estão relacionadas com saúde oral, uma área a que, como se constata, os mais pobres raramente têm acesso.

A par do peso dos gastos em saúde nas famílias, é também possível observar que, a partir de 2014, se verifica uma queda constante das transferências para o SNS, em percentagem do PIB.

FIGURA 5: Transferências do OE para o SNS em % do PIB

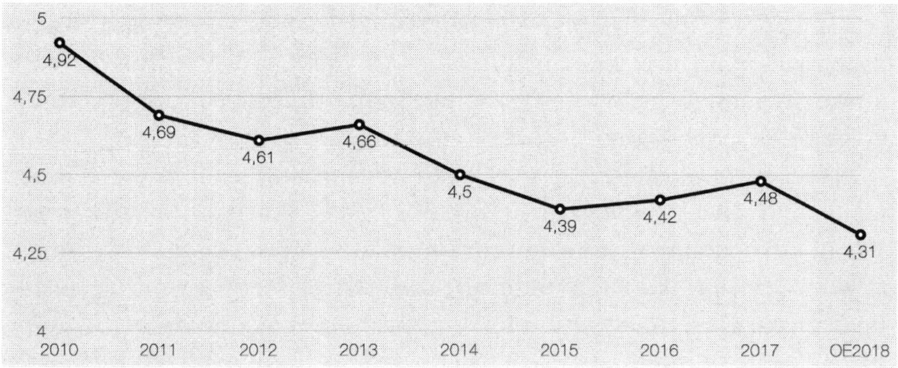

Fonte: Ministério da Saúde, 2018.

E, embora não estejam ainda disponíveis dados de encerramento de 2020, até este ano tem existido um défice contínuo nas contas do SNS, com exceção de 2012. Porque, nesse ano, confrontado com cortes no fornecimento a alguns hospitais, o Governo decidiu pelo pagamento das dívidas do sector, através da alocação parcial dos fundos de pensões do sector bancário, entretanto integrados no sistema público.

FIGURA 6: Transferências do OE, receita e despesa total do SNS, 2010-2020

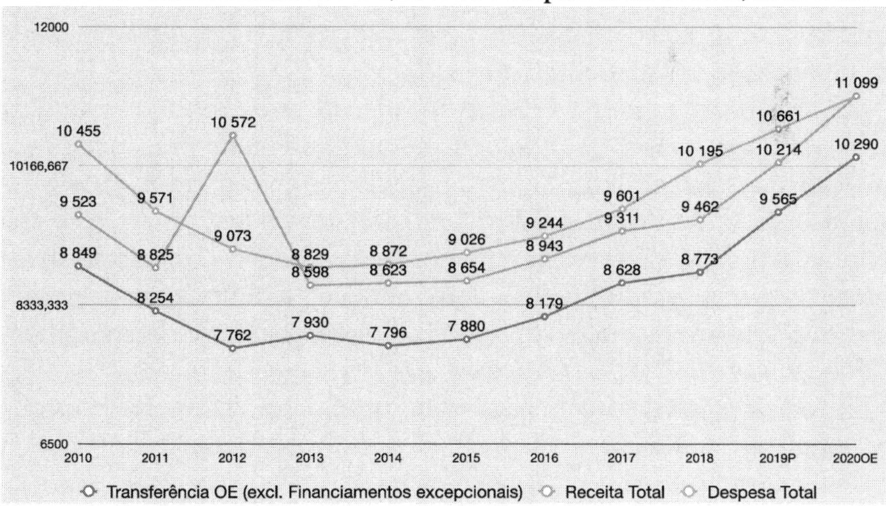

Fonte: Ministério da Saúde, 2019.

Este permanente gerar de défice condiciona, naturalmente, o funcionamento dos hospitais públicos, potenciando um constante aumento das dívidas aos fornecedores. E se os hospitais têm de continuar a cumprir a sua missão de acesso universal a cuidados de saúde e não têm fundos disponíveis para investimento, operam às custas dos créditos gerados junto dos seus fornecedores. Simplificando, os fornecedores assumem um papel de banqueiros dos hospitais públicos.

Este contexto, além de retirar aos hospitais públicos capacidade negocial, obriga-os a pagar a mais pelos bens e serviços que adquirem, pois os fornecedores, ao saberem que não vão ser pagos, inflacionam os seus preços artificialmente para suprir os seus próprios custos financeiros. Neste custo, funcionam como intermediários financeiros, uma vez que vendem sem retorno as dívidas dos hospitais públicos a entidades financeiras terceiras já altamente especializadas neste tipo de dívidas. Uma espécie de cobrador do fraque sobre os hospitais públicos.

No final de cada ano, o Ministério das Finanças, como bom merceeiro, analisa o dinheiro em caixa e transfere-o para os hospitais de acordo com o cumprimento da meta do défice. Desta generosidade de fim de ano, os hospitais pagam aos seus fornecedores. Perdão, aos credores porque os fornecedores já venderam em tempo devido os seus créditos aos «cobradores do fraque». No início de cada ano, fruto do suborçamento dos hospitais, reinicia-se o ciclo irracional da despesa pública e da degradação dos serviços públicos.

O único motivo pelo qual este sistema absurdo perdura resulta da esperteza dos cumpridores do défice. Mas também do preconceito em relação à gestão pública, segundo o qual só com uma restrição de tesouraria é possível às entidades condicionarem a geração de despesa. Porém, pagando salários, comprando medicamentos ou dispositivos médicos, por exemplo, os hospitais públicos geram despesa mesmo que não tenham tesouraria porque têm de continuar a prestar cuidados de saúde.

A manutenção do atual preconceito produz resultados como os que se podem ver na Figura 7.

FIGURA 7: Evolução dos resultados operacionais e EBIDTA dos Hospitais EPE entre 2007 e 2017

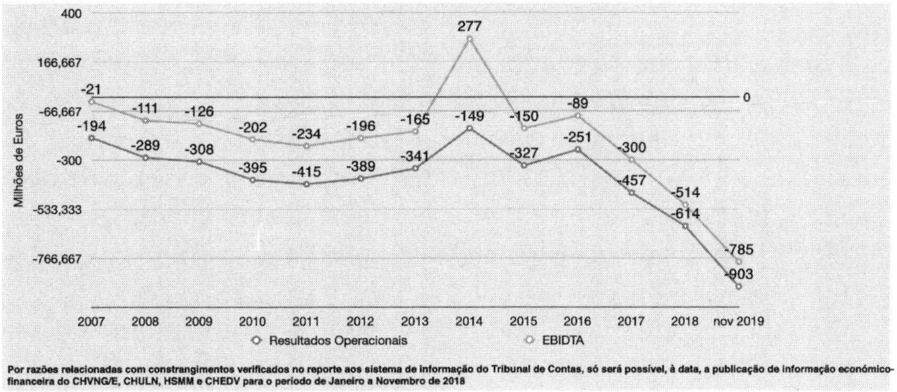

Fonte: Dados do Ministério da Saúde, 2007 a 2019.

Até novembro de 2019, de acordo com os dados, os resultados operacionais dos hospitais indicam um défice de 900 milhões de euros. Desde 2007 que os hospitais geram défices anuais, cujo crescimento se acentuou desde 2016. Esta é uma tendência absurda.

Horas extra: o novo normal

Além de irracionalidade na gestão financeira, os hospitais do SNS confrontam-se também com um elevado nível de desinvestimento.

Em 2017, o Ministério da Saúde promoveu um levantamento que dava nota da necessidade de substituir equipamentos, por motivos de obsolescência ou avarias, num montante que rondava os 1000 milhões de euros.

O investimento previsto para 2020, nesse âmbito, rondava os 179 milhões de euros. Por analogia a anos anteriores, sabemos que em matéria de investimento a execução é mínima, ficando muito aquém do orçamentado. É este o nível do desinvestimento nos hospitais do SNS.

Paralelamente, ao longo dos anos, a variação da despesa tem apresentado uma tendência crescente, nomeadamente com consumos, fornecimento de serviços externos e, particularmente, com custos com o pessoal.

São várias as razões para isto. O crescimento dos custos operacionais dos hospitais, desde 2014, resulta, numa grande fatia, da passagem das 40 para as 35 horas de trabalho semanais nos contratos em funções públicas e, mais recentemente, nos contratos individuais de trabalho, sem que tenha existido uma compensação equivalente no número de profissionais.

Também o descanso compensatório dos médicos, as reposições remuneratórias e a revalorização das horas extraordinárias, a introdução de novas terapêuticas, congeladas durante o Programa de Assistência Económica e Financeira (2011–2014), e um regulamento de transporte de doentes não urgentes mais abrangente contribuíram para uma maior pressão sobre os custos.

Não está aqui em causa a justeza das medidas referidas, mas o facto de este aumento da despesa não ter sido acompanhado pelos proveitos, contribuindo também para um resultado deficitário.

Decorrente das limitações à contratação impostas pelo atual modelo de gestão dos hospitais públicos e das reduções do horário de trabalho acima mencionadas, as instituições do SNS recorrem frequentemente ao pagamento de horas extraordinárias. Em 2018, as horas extraordinárias contratadas foram equivalentes à remuneração de 1831 enfermeiros. Quatro anos antes, correspondiam a 743 profissionais de enfermagem. Há aqui mais do que uma duplicação das horas extraordinárias, o que resulta, simultaneamente, num desgaste maior dos profissionais e numa despesa excessiva para a instituição, pois cada hora destas é paga por um valor mais elevado do que uma hora normal de trabalho.

Dados do jornal *Público* de 9 de dezembro de 2020, com base no Portal da Transparência do SNS, indicam que, em 2020, se bateram recordes em horas extraordinárias (Figura 8).

FIGURA 8: Trabalho Suplementar no SNS

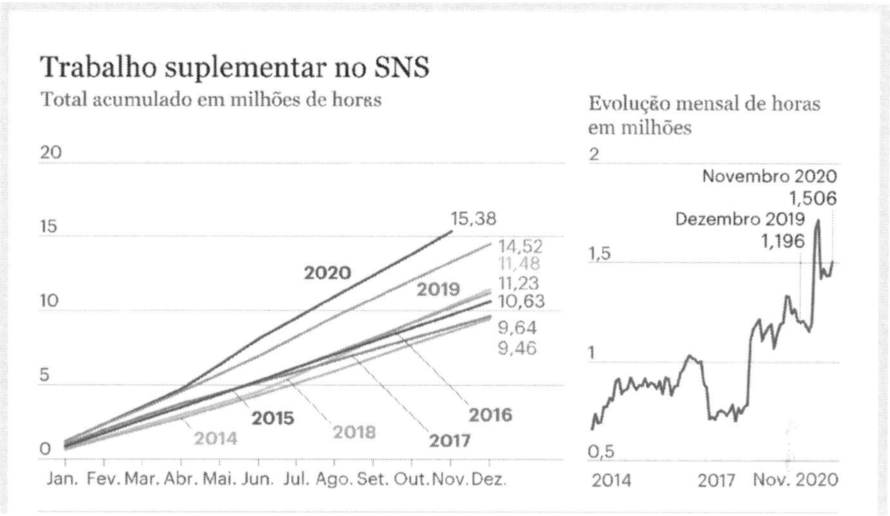

Fonte: Portal da Transparência do SNS/*Público*.

O recurso ao trabalho em horas extraordinárias tem crescido todos os anos, e há vários motivos que justificam um aumento acentuado entre 2019 e 2020. Neste período, verificou-se um maior absentismo, decorrente dos isolamentos profiláticos dos trabalhadores e das necessidades de assistência à família associadas à pandemia.

Também foi evidente a necessidade de ter mais serviços hospitalares abertos, particularmente em cuidados intensivos, sobretudo durante a primeira e segunda vagas da pandemia da covid-19.

E o grande drama vivido em 2020 é, por um lado, não existirem profissionais disponíveis para contratação, particularmente na área da enfermagem. Por outro, em 2020, os contratos que o Ministério das Finanças autoriza o SNS a oferecer são de quatro meses. Embora, para responder à pandemia, tenha sido permitida uma maior flexibilidade aos hospitais na contratação de profissionais, oferecer um contrato com a duração de quatro meses significa, por exemplo, que o enfermeiro contratado terá de deixar o serviço no momento em que começar a ganhar autonomia e rentabilidade funcional. O resultado final é que o trabalho necessário continua a ser feito com recurso às horas extraordinárias dos profissionais que já integram o SNS.

Gerir hospitais ao dia e sem responsabilização

O modelo de gestão atualmente vigente nos hospitais do SNS caracteriza-se, simultaneamente, por falta de autonomia e uma burocratização excessiva.

A título de exemplo, entre 2015 e 2020, qualquer contratação de recursos humanos para o Ministério da Saúde, e para os hospitais públicos, teve de ser previamente autorizada pelo Secretário de Estado das Finanças, que analisou os processos caso a caso após aprovação da Ministra ou do Secretário de Estado da Saúde. Mais recentemente, felizmente, foi possível desbloquear estas situações, por exemplo, no caso de substituições por ausência prolongada, os hospitais passaram a ter autonomia para contratar.

Porém, durante aqueles anos, as autorizações de contratação podiam demorar entre 15 dias e nove meses, num processo perfeitamente arbitrário e que, na maioria das vezes, dizia respeito a faltas de recursos humanos que eram necessários no imediato. Existem casos em que os hospitais são questionados, passados anos, se ainda precisam das contratações pedidas.

Esta falta de autonomia conduz a situações absurdas. Tome-se como exemplo os contratos plurianuais, para os quais é necessária uma portaria conjunta dos ministérios da Saúde e das Finanças que pode demorar um ano a ser publicada.

Devido a esta demora, os hospitais incorrem com frequência em situações de quebra de contrato e acabam por fazer ajustes diretos com as empresas que já lhes prestavam o serviço. Normalmente esses ajustes diretos têm custos mais elevados comparativamente à realização atempada de um concurso público.

Este é o exemplo perfeito de como a burocracia excessiva e a falta de autonomia conduzem unicamente a maior despesa e desperdício no sistema.

A ausência de autonomia das administrações hospitalares abrange também outras matérias, como os investimentos. O investimento público no sector da saúde encontra-se em queda desde 2009, e, como referido anteriormente, o valor de financiamento necessário para substituir os equipamentos obsoletos ou avariados é extremamente elevado. Mas, sem este investimento, compromete-se a operação dos hospitais e potencia-se o aumento dos custos operacionais com reparações e contratações externas.

Como? Por exemplo, perante um equipamento avariado na radiologia, que é necessário para um doente internado, há duas possibilidades: o doente continua internado à espera de que o equipamento seja reparado ou o hospital subcontrata o exame a uma entidade privada e transporta o doente até lá. O custo de qualquer destas opções é mais elevado do que se se tivesse feito, atempadamente, o investimento necessário à substituição do equipamento.

Enquanto os decisores políticos se recusarem a reconhecer a especificidade que a gestão da saúde obriga e considerarem que gerir um hospital é o mesmo que gerir uma repartição de finanças, os profissionais do sector vão continuar a ser infantilizados e desresponsabilizados nas suas decisões, num efeito de bola de neve ao longo de toda a hierarquia da saúde. E a desresponsabilização promovida por este modelo de gestão, em que a Saúde está totalmente dependente do Ministério das Finanças, tem custos acrescidos, e muitas vezes desnecessários, para os hospitais, para os profissionais e para os doentes.

Este modelo de organização tem recebido inúmeros alertas, com entidades como o Banco Mundial, a Comissão Europeia e mesmo a Estrutura de Missão para a Sustentabilidade do Programa Orçamental da Saúde, criada em 2018 sob a responsabilidade dos ministérios das Finanças e da Saúde, a defenderam a necessidade de existirem processos de autonomia nas instituições, com a devida responsabilização dos gestores. Isto significa dar aos hospitais capacidade para gerir os seus orçamentos e, perante maus resultados, financeiros ou na prestação de serviços de saúde, responsabilizar os seus gestores, em qualquer grau.

O que não é compreensível é que se continue como até agora. Por exemplo, com uma enorme resistência à introdução de contratos de gestão para os conselhos de administração dos hospitais, impedindo a profissionalização desta área de gestão — como a exigência de experiência profissional e requisitos para exercer a função — e mantendo o terreno livre para a nomeação de curiosos.

Fundamentalmente, tem de existir uma verdadeira política de recursos humanos para o SNS. Com o modelo atual, em que se tomam decisões de forma casuística, de acordo com a pressão de cada grupo profissional, o melhor que se consegue é oferecer contratos de quatro meses a profissionais que são necessários permanentemente.

E uma política de recursos humanos efetiva não pode estar assente numa ótica de dia-a-dia, mas numa estratégia delineada a dez ou 15 anos que passa, também, por uma articulação com as escolas que formam os profissionais, e os treinam ao longo da vida, e por preparar as áreas de que o SNS vai necessitar no futuro. O problema da falta de recursos humanos adequados que se vive hoje, tanto no caso da enfermagem como no de muitas especialidades médicas, decorre, essencialmente, da falta de planeamento.

E é evidente que esse planeamento tem de estar também associado a uma estratégia de valorização das profissões da Saúde. Porque o problema não é só de atração para o SNS, mas de retenção dos melhores e dos mais bem preparados. Quando se deixa, sistematicamente, profissionais com dez ou 15 anos de experiência acumulada sair para o sector privado, ou para a emigração, é óbvio que a política de recursos humanos está a falhar.

O pós-pandemia tem hospitais mais frágeis e com mais procura

A premência de ter uma verdadeira política de recursos humanos nos hospitais do SNS, a par de modelos de gestão capazes de responder às necessidades de saúde, está a crescer com a duração da pandemia da covid-19.

Dados que a APAH apresentou em dezembro de 2020 no Parlamento, relativamente à quebra de atividade nos hospitais públicos, indicam que, após a pandemia, o SNS vai ser um sistema mais frágil. E a população vai estar com piores indicadores de saúde.

Nos Cuidados de Saúde Primários, até final de 2020, realizaram-se menos 7,8 milhões de consultas médicas presenciais (-37%), face ao ano anterior. Evidentemente, foram feitos contactos por telefone, mas não podem ser considerados consultas médicas.

Na enfermagem, os contactos diminuíram em 3,6 milhões (-18%), e estes representam essencialmente tratamentos. Entre janeiro e dezembro de 2020, os contactos presenciais com médicos e enfermeiros foram menos 11,4 milhões relativamente ao ano anterior. Se, nos próximos meses, ainda vão ser alocados enfermeiros à vacinação, o que vai acontecer aos contactos de enfermagem, à saúde materno-infantil ou à visitação domiciliária?

No caso de rede convencionada com o SNS, que funciona com base na prescrição pelos médicos, e segundo dados de janeiro a novembro de 2020, comparando com o período homólogo de 2019, a redução em análises clínicas pedidas pelo médico de família foi de 20%, o que corresponde a menos 9,9 milhões de exames. Na radiologia, são menos 30% de atos (1,6 milhões que não foram realizados); na endoscopia, a diminuição é de 31% (menos 366 mil exames).

No total da rede convencionada, foram realizados menos 25 milhões de atos (-25%) comparativamente ao ano anterior.

Nos diagnósticos precoces, o número de mulheres que fizeram a sua mamografia reduziu-se em 169 mil. Estas são reduções extremas, com efeitos na morbilidade da população e, consequentemente, na mortalidade. E não é aceitável que não sejam estudadas.

E mesmo com recursos humanos limitados, era exigível um redirecionamento dos existentes para algumas áreas prioritárias. Não é admissível que, em alguns hospitais, se esteja a assistir a amputações major de membros em diabéticos sem que se avalie o que está a acontecer.

Nos cuidados hospitalares, onde não é feita distinção entre consultas presenciais e por telefone, verificou-se, de uma forma global, uma redução de mais de um milhão de consultas (-11%, o que corresponde a 1,3 milhões de consultas), de 126 mil cirurgias (-18%) e de dois milhões de episódios de urgência (-31%). Simultaneamente, realizaram-se menos 575 mil (-16%) primeiras consultas referenciadas pelos cuidados primários.

Por vários fatores, seria inevitável a restrição no acesso a cuidados de saúde devido à covid-19. As pessoas tiveram medo de ir aos hospitais, às urgências, aos serviços de saúde em geral. Os hospitais estão mais lentos, com os procedimentos de proteção individual e a necessidade de realizar testes, e houve épocas em que as prestações de cuidados foram quase totalmente redirecionadas para a resposta à pandemia. Porém, após a primeira vaga, deveria ter existido a capacidade de apresentar um plano concreto para mitigar os efeitos desta quebra de acesso aos cuidados de saúde para algumas populações.

Quando, em Portugal, há problemas graves de acesso geográfico e económico, particularmente para doenças crónicas, deveriam, por exemplo, ter sido criadas vias verdes para algumas patologias crónicas. A perceção da APAH, e sobre a qual temos alertado publicamente, é a de que, com uma lógica de planeamento e de antecipação do trabalho com as equipas, teria sido possível mitigar muitos dos efeitos. Infelizmente, continua-se passivamente no jogo da gestão ao dia.

Melhor o privado do que o público?

Este modelo de organização, ao impactar a capacidade de resposta do SNS, tem também, naturalmente, reflexo na forma como as populações avaliam os cuidados de saúde públicos. Embora 9 em cada 10 indivíduos continuem a procurar os serviços públicos de saúde, é crescente a perceção de que o serviço privado ganhou qualidade e inovação que, há 20 anos, não lhe eram reconhecidas.

FIGURA 9: Os hospitais privados são mais bem avaliados do que os públicos, em particular nos tempos de espera

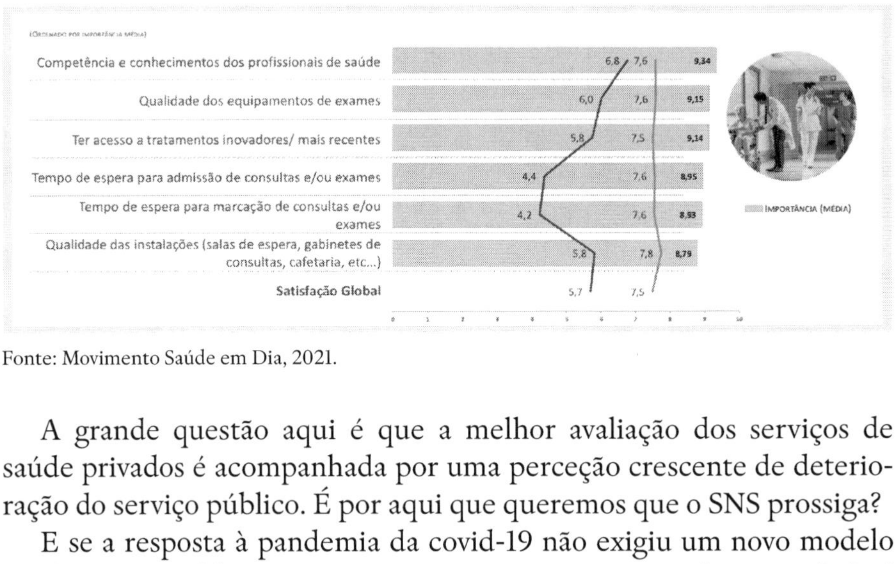

Fonte: Movimento Saúde em Dia, 2021.

A grande questão aqui é que a melhor avaliação dos serviços de saúde privados é acompanhada por uma perceção crescente de deterioração do serviço público. É por aqui que queremos que o SNS prossiga?

E se a resposta à pandemia da covid-19 não exigiu um novo modelo aos hospitais públicos, porque assenta na resposta a agudos, a verdade é que, quando o que está em causa são doenças associadas ao progressivo envelhecimento da população, como as doenças crónicas, têm demonstrado grandes dificuldades em responder.

Tem faltado aos hospitais públicos capacidade para reconhecer que têm de se estruturar numa lógica de acompanhamento do ciclo de vida do indivíduo porque, hoje, um doente que comece a ter contacto com uma instituição, vai mantê-lo toda a vida. Particularmente a partir dos 50 anos, as pessoas vão ter contactos contínuos com o hospital, e não episódicos, como há 30 anos, e o sistema não se está a preparar para isso.

É fundamental conseguir reestruturar a rede pública de prestação de cuidados de Saúde, em articulação com as respostas sociais e com um novo modelo de governação.

E este novo modelo deve, entre outros aspectos, consagrar a separação entre as componentes de financiamento e de prestação do SNS, assegurar níveis de financiamento que permitam aumentar gradualmente a proteção financeira das famílias, através de ciclos orçamentais estáveis e plurianuais, e promover a autonomia e a responsabilização dos órgãos de administração e de gestão.

6. A hospitalização privada no sistema de saúde português — competição ou colaboração?

Óscar Gaspar
Presidente da Associação Portuguesa de Hospitalização Privada

Os hospitais privados são hoje uma parte relevante do sistema de saúde português. No futuro, e por exigência dos cidadãos, vai aumentar a procura de cuidados. Para garantir a capacidade de resposta de todo o sistema, urge clarificar o que pretende o Serviço Nacional de Saúde (SNS) desta articulação e corrigir as disfunções que impactam negativamente todos os prestadores e, em especial, os doentes.

Conceptualmente, considera-se que existem dois tipos de modelos de sistemas de prestação de cuidados de saúde: os bismarckianos e os beveridgianos.

Considerando-os na sua forma mais pura, os sistemas ditos bismarckianos baseiam-se em seguros sociais de saúde, de contratação compulsória e são financiados por contribuições vinculadas ao trabalho do segurado.

Neste modelo de seguros sociais de saúde, a responsabilidade de garantir prestações é transferida para instituições de administração autónoma geridas, habitualmente, por representações dos trabalhadores e empregadores. A atuação destas seguradoras é regulada e controlada pelo Estado e o financiamento realizado de modo solidário, por empregadores e trabalhadores, mediante contribuições compulsórias proporcionais aos salários.

Nos sistemas ditos beveridgianos, os serviços nacionais de saúde (de que é um exemplo o National Health Service britânico) são geridos pelo Estado, com prestação maioritariamente pública, e financiados com recursos fiscais. Nos serviços nacionais de saúde, o acesso é universal, independente da ocupação, entendendo-se a assistência à saúde como um direito de cidadania e garantindo-se o acesso sem necessidade de contribuição prévia direta, com financiamento por meio de recursos fiscais. Neste modelo, a presença estatal é importante, existindo uma oferta predominantemente pública.

O National Health Service é, claramente, o modelo que inspirou o Serviço Nacional de Saúde português, embora, nos últimos anos, seja cada vez mais definido como um sistema misto.

Aliás, a própria Organização Mundial de Saúde (OMS) considera que os sistemas de saúde são cada vez menos «puros», uma vez que, ao longo dos anos, foram incorporando características mútuas. Por exemplo, os sistemas bismarckianos não cobrem apenas pessoas com emprego, mas também as desempregadas, enquanto os sistemas beveridgianos têm cada vez mais a participação de outras entidades na prestação de cuidados de saúde, além do Estado.

No caso português, a base do SNS é claramente inspirada no modelo de Beveridge, com o SNS público como coluna central, que coexiste com uma série de outros agentes e prestadores, sejam privados ou da área social.

O carácter misto do sistema português estende-se também ao financiamento. O SNS é, maioritariamente, financiado pelos impostos, através do Ministério das Finanças, mas também, e de uma forma significativa, pelos cidadãos que possuem um seguro de saúde ou que despendem a título particular.

E, exclusivamente no âmbito do SNS, a verdade é que também não existe uma cobertura integral, em termos financeiros, por parte do Estado, na medida em que há lugar a copagamentos por parte dos cidadãos aquando da aquisição de medicamentos não comparticipados, ou comparticipados parcialmente, ou nas taxas moderadoras para consultas ou exames.

Para a caracterização do SNS é igualmente útil consultar os dados que o Instituto Nacional de Estatística (INE) publica duas vezes por ano. A primeira publicação, bastante extensiva, surge por volta do Dia Mundial da Saúde, celebrado a 7 de abril. Posteriormente, em setembro, o INE disponibiliza uma segunda publicação, denominada Conta Satélite da Saúde, em que é caracterizada a grande maioria dos fluxos financeiros que existem no sistema de saúde, identificando-se quem são os financiadores, os prestadores e quem financia o quê.

No campo hospitalar, de acordo com os dados do INE de abril de 2020, salienta-se a existência, em 2018, de 230 hospitais em Portugal, dos quais 107 públicos, quatro dos quais geridos em modelo PPP (Parcerias Público-Privadas), e 119 privados. De notar que os hospitais PPP são hospitais do SNS (com tudo o que tal implica, nomeadamente em termos de regras de acesso e referenciação) mas geridos por uma entidade privada com base num contrato plurianual estabelecido (tipicamente a dez anos e na sequência de concurso público).

Deste retrato resultam duas conclusões. A primeira é o número superior de hospitais privados face aos públicos, o que acontece desde 2016 e evidencia uma componente muito forte, e crescente, dos sectores privado e social na prestação de cuidados hospitalares.

A segunda é o facto de os modelos de gestão em PPP estarem em redução, uma vez que, presentemente, está em vigor apenas o Hospital de Cascais, pois o Hospital de Braga transitou para a gestão direta do SNS, sob o modelo EPE (Entidade Pública Empresarial) em 2019, tal como em maio de 2021 termina a PPP do Hospital de Vila Franca de Xira e em janeiro de 2022 a do Hospital Beatriz Ângelo, em Loures.

Quanto à articulação entre os agentes que prestam cuidados no sistema de saúde português, é evidente a presença de componentes privadas e sociais e públicas, com relações diárias e sistemáticas entre si.

Figura 1: Articulação entre os prestadores de cuidados de saúde

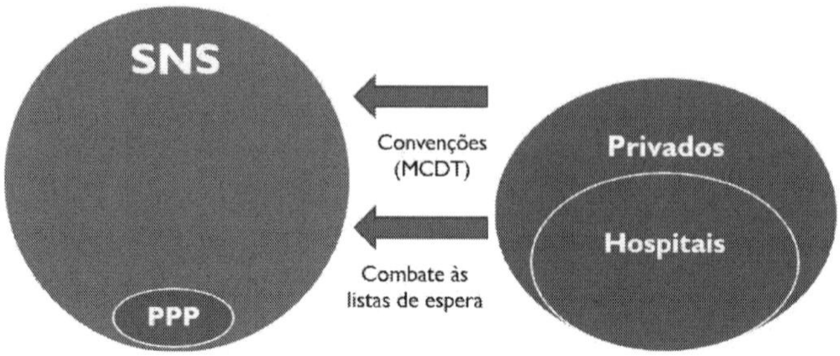

Fonte: Elaboração própria.

As mais sistémicas têm a ver com as convenções para a realização de exames (por exemplo: imagiologia, análises clínicas, hemodiálise), a Rede Nacional de Cuidados Continuados Integrados e a participação dos sectores privado e social na redução das listas de espera em cirurgia, através do SIGIC (Sistema Integrado de Gestão de Inscritos para Cirurgia, programa criado em junho de 2004).

Nem o sistema privado nem o público vivem em mundos à parte, influenciando-se mutuamente em múltiplos aspectos. E se medidas positivas, no âmbito do SNS, geram ganhos para todo o *cluster* da Saúde, os casos negativos são responsáveis por disfunções em todo o sistema.

Figura 2: Efeitos das dinâmicas negativas e cumulativas na Saúde

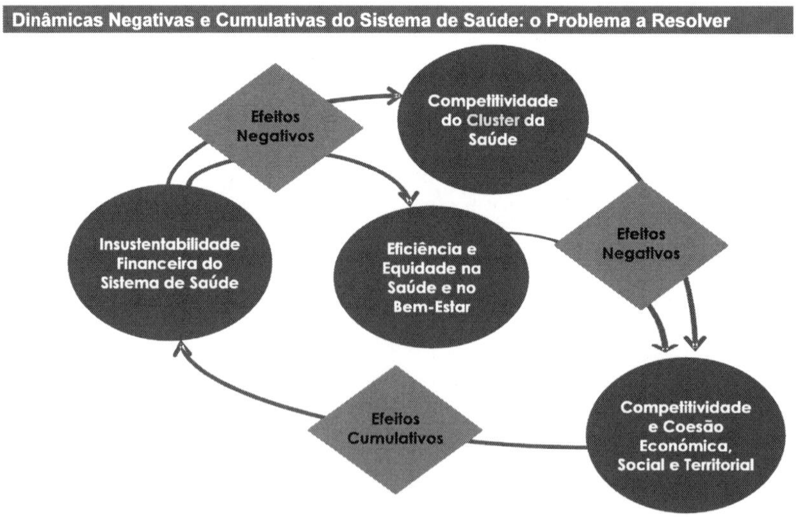

Fonte: Sustentabilidade e Competitividade na Saúde em Portugal, ISEG (2010).

Tomando como exemplo a situação financeira do SNS, o seu défice sistemático reflete-se nos preços que estabelece para os atos que contratualiza com os sectores privados, dado que estes são cada vez mais administrativos e menos preços reais, tendo em conta a estrutura de custos dos hospitais públicos. Isto significa, em muitos casos, que os orçamentos dos hospitais públicos estão abaixo das suas necessidades, o que origina um aumento de dívida aos fornecedores privados, seja à indústria farmacêutica, às empresas de dispositivos médicos ou aos hospitais privados que colaboram no SIGIC.

Resulta, assim, evidente que, quando há uma disfuncionalidade na coluna central, além dos custos para a eficiência e equidade na Saúde, é a própria competitividade e coesão económica, social e territorial de todo o sistema que são postas em causa.

4,7 milhões de portugueses recorrem aos hospitais privados ou sociais

Embora o SNS abranja 100% da população, há atualmente cerca de 47% de portugueses com uma segunda cobertura de saúde, seja através de seguros privados ou por outros subsistemas de saúde, públicos ou privados.

Figura 3: Cobertura de saúde dos portugueses

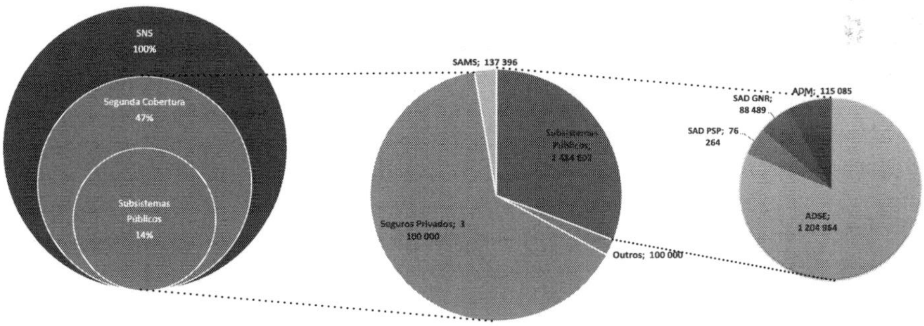

Fonte: Gráficos com base nos Relatórios da ADSE, ADM e APS.

Em rigor, não é possível saber exatamente quantos são os portugueses com coberturas duplas, porque nada impede uma pessoa que usufrua da ADSE de ter também um seguro privado, ou, até, de usufruir de um outro sistema por via da sua relação conjugal.

Entre todos os modelos disponíveis nas carteiras das seguradoras, são os seguros de saúde os que mais crescem e constituem uma parte significativa do total dos produtos de risco.

Figura 4: Variação nos prémios de saúde e não vida

Gráfico comparativo da variação homólogos dos prémios entre janeiro e setembro de 2020, para saúde e total não vida

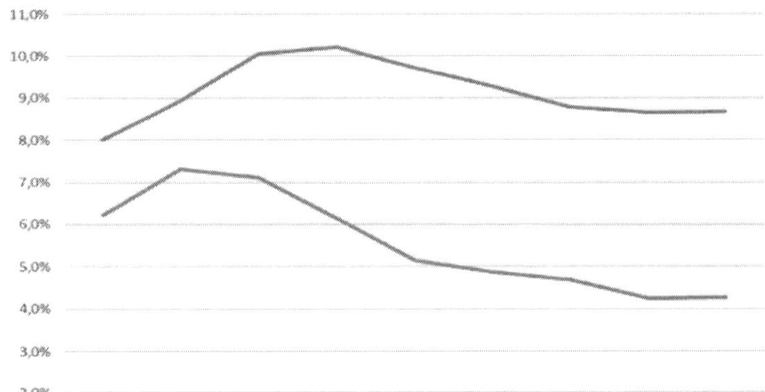

	Janeiro	Fevereiro	Março	Abril	Maio	Junho	Julho	Agosto	Setembro
Saúde	8,0%	8,9%	10,0%	10,2%	9,7%	9,3%	8,8%	8,6%	8,7%
Não Vida TOTAL	6,2%	7,3%	7,1%	6,1%	5,1%	4,9%	4,7%	4,2%	4,3%

Fonte: Associação Portuguesa de Seguradores.

E, embora com o eclodir da pandemia da covid-19 (entre março e abril de 2020) se registe uma quebra do crescimento, nos últimos meses, este mantém-se nos níveis pré-crise de saúde pública.

Quando questionado sobre os motivos deste aumento, o presidente da Associação Portuguesa de Seguradores indica que a maior parte dos cidadãos justifica a cobertura adicional com o receio de não ter um acesso atempado ao SNS.

Os dados são hoje bastante impressionantes, existindo cerca de 3,1 milhões portugueses cobertos por um seguro privado de saúde. Quanto aos subsistemas de saúde, além dos privados, coexistem com o SNS subsistemas públicos que cobrem praticamente 1,5 milhões de portugueses, entre os quais se destaca a ADSE.

Ou seja, se considerarmos os 10 milhões de portugueses, há 4,7 milhões que podem aceder diretamente aos hospitais privados, aos da área social ou que possuem uma segunda cobertura de saúde. É um número de cidadãos que não é marginal e que não pode ser ignorado.

Fatores de sucesso da hospitalização privada

A crescente cobertura privada de saúde reflete-se, naturalmente, no aumento das prestações de cuidados da hospitalização privada, em Portugal.

FIGURA 5: Evolução da hospitalização privada

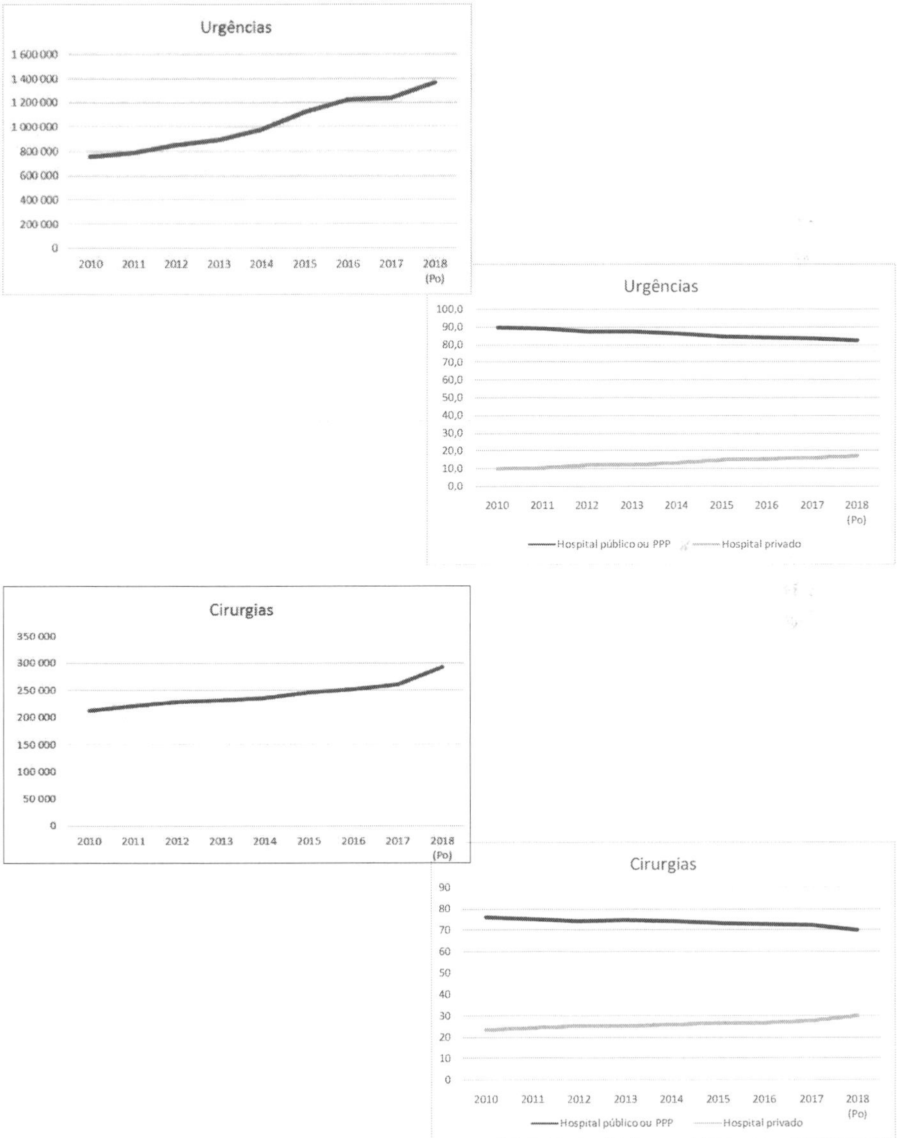

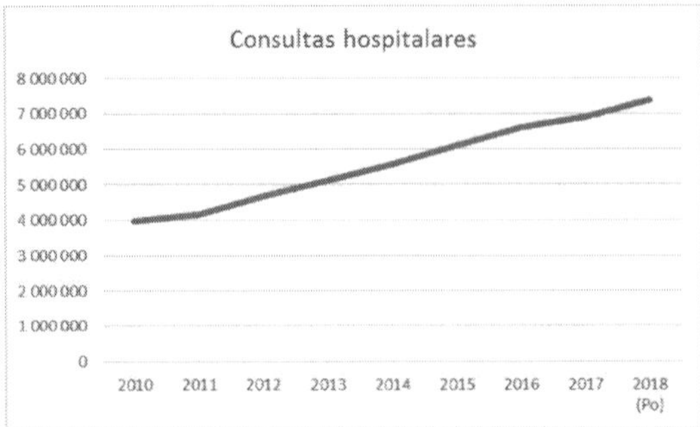

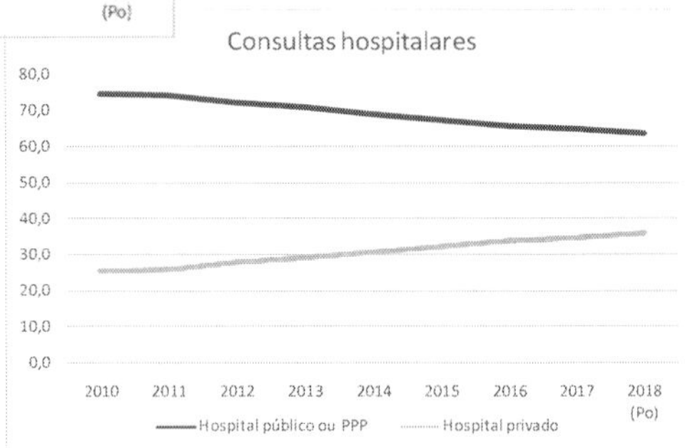

Fonte: INE, publicação Dia Mundial da Saúde 2020.

Se, no início da década, as entidades privadas respondiam a quase 800 mil episódios de urgência, hoje são quase 1,4 milhões. Em cerca de oito anos, os hospitais privados duplicaram o número de urgências e são hoje responsáveis por quase 20% do total de urgências realizadas no país. Já em termos do que o INE considera as grandes e médias cirurgias, a hospitalização privada aproximou-se, em 2018, das 300 mil por ano, o que representou cerca de 32% do total.

Os números são ainda mais expressivos nas consultas hospitalares. Partindo de uma base de cerca de 4 milhões de consultas por ano, em 2010, 2018 terminou com 7,4 milhões de consultas, equivalentes a cerca de 38% do total. De uma forma sintética, mais de 1/3 das consultas hospitalares em Portugal são feitas pelos hospitais privados.

O que justifica o desenvolvimento tão significativo da hospitalização privada, na última década e meia? A resposta mais trivial a esta interrogação aponta a responsabilidade a um progressivo desinvestimento do lado do público. Tal significaria que os privados têm tirado partido desse menor investimento, aproveitando as fragilidades que este gera no sector público. Porém, os resultados de investigações feitas em Portugal, e na Europa, desvalorizam a relevância desse fator e salientam o peso da crescente valorização da oferta privada pelos cidadãos.

Um estudo realizado por Augusto Mateus & Associados para o Millennium BCP, sobre a Saúde Privada em Portugal, identifica vários fatores críticos para o sucesso da hospitalização privada:

FIGURA 6: Fatores de sucesso da hospitalização privada

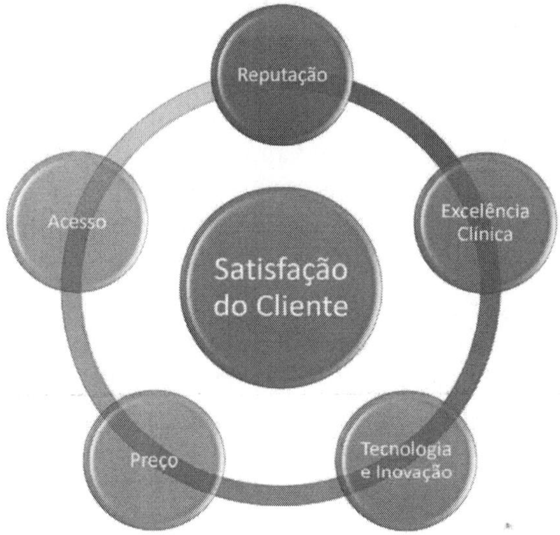

Fonte: Elaboração própria.

O primeiro fator identificado é «uma orientação para a inovação, não só nos cuidados prestados, mas também na forma como são prestados».

Sobre isto, é corriqueiro o comentário de que os hospitais privados são bons em hotelaria, mas depois não correspondem, no mesmo grau, na qualidade dos cuidados de saúde. Além da segunda parte desta afirmação não ser verdadeira, convém ter presente que as condições físicas em que o doente faz o seu tratamento ou recuperação não são uma parte despicienda da prestação de cuidados de saúde. E é cada vez mais reconhecido, até pela própria Direção-Geral de Saúde, que o ambiente em que os cuidados são prestados pode ser uma parte relevante no resultado final para o paciente.

Outros dos fatores críticos dos privados identificados por este estudo referem-se à valorização do «enfoque no doente», respeitando a sua individualidade e a sua «soberania»; à tónica no valor, encarado como ganho ou resultado para a saúde do indivíduo; ao comprometimento de todos os profissionais na maximização do valor por doente; à quantificação rigorosa dos resultados de cada doente e sua comparação com os custos associados; e, por último, à valorização das tecnologias digitais.

Concluindo, o crescimento sucessivo e sistemático do recurso aos cuidados prestados por privados significa mesmo que, em Portugal, os cidadãos confiam neste sector e que não se colocam dúvidas à sua qualidade. Caso assim não fosse, registaríamos apenas sucessos episódicos e não um número crescente e consolidado de portugueses a recorrer aos serviços privados.

Para esta tendência contribui também, de forma crítica, a questão do acesso, na medida em que há a perceção de que é muito mais rápido obter atendimento num hospital privado do que num público.

Os hospitais privados têm feito um investimento muito significativo nos últimos dez anos, que, nos dois anos mais recentes, terá sido da ordem dos 500 milhões de euros. Para dar exemplos recentes, em Lisboa, foi inaugurado em setembro de 2020 o novo Hospital CUF Tejo e vai ser inaugurado em breve o primeiro hospital privado dos Açores, na ilha de S. Miguel.

O sucesso dos hospitais privados não é uma questão de milagre, nem as pessoas que os gerem são ungidas ou sabem mais de gestão. Gestores privados e públicos, na sua maioria, saem das mesmas faculdades e têm a mesma formação. Aliás, não raras vezes são recrutados gestores hospitalares do público para o privado e vice-versa.

Fazendo justiça aos gestores públicos, a verdade é que as regras são distintas e os constrangimentos, à partida, de um gestor público são diferentes dos que se apresentam a um gestor privado.

Isso explica um sucesso maior dos hospitais privados, em termos de otimização de meios e de outros indicadores, nos quais as instituições privadas surgem numa posição dianteira. Ou seja, o sucesso dos hospitais privados resulta de um investimento relevante em tecnologia e numa boa operacionalização das ferramentas de gestão de que dispõem.

Gerar valor em Saúde

No âmbito da APHP foi trabalhada, há uns anos, uma cartografia das entidades privadas que, em Portugal, continua a ser muito exclusiva do litoral.

O investimento privado no interior ainda é reduzido. Apesar de tudo, já há investimentos relevantes em Mirandela, Vila Real, Bragança, Chaves, Viseu e Évora.

Figura 7: Localização das entidades privadas em Portugal

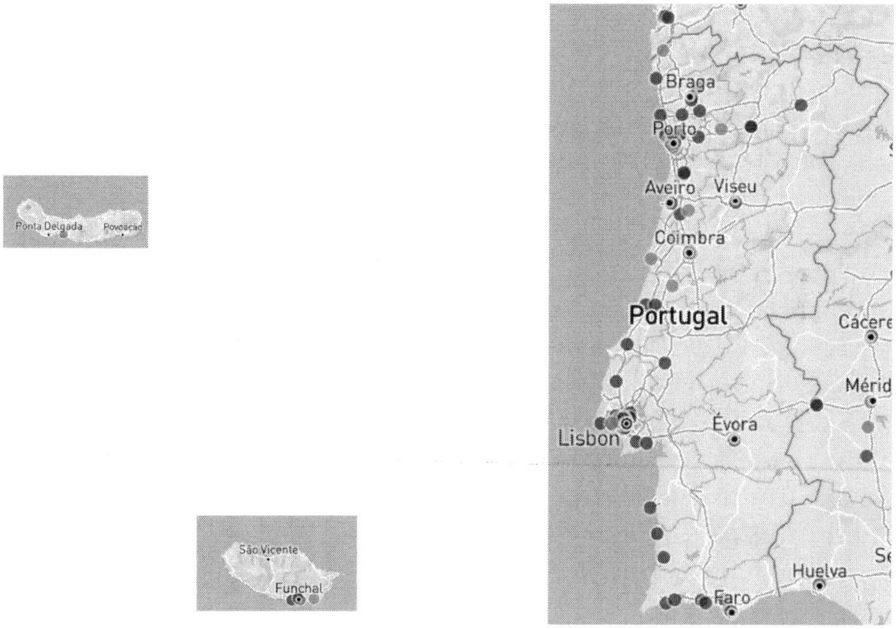

Fonte: UEHP: https://uehp.gitlab.io/map/.

Em 2019, o Banco de Portugal fez um estudo bastante interessante às empresas privadas prestadoras de cuidados de saúde e concluiu que 60% das atividades com internamento se localizam na área metropolitana de Lisboa, enquanto 27% se encontram na região Norte.

Embora o SNS também esteja bastante concentrado, este grau é menor, comparativamente ao do sector privado. Por exemplo, na área metropolitana de Lisboa, o SNS concentra 31% da sua capacidade hospitalar, contra os 60% do privado. Esta disparidade pode significar que, neste momento, na Grande Lisboa, o número de camas dos hospitais privados já ultrapassou o disponível nos públicos.

Mais importante é saber qual vai ser a tendência futura, que, na perspetiva da APHP, será de continuação do crescimento para a hospitalização privada. É também neste sentido que apontam vários estudos a nível europeu, para um crescimento do investimento e da capacidade assistencial dos hospitais privados.

Há cerca de um ano, a APHP promoveu uma cimeira ibérica e pediu à empresa Boston Consulting Group (BCG) uma análise das tendências do mercado hospitalar. A primeira delas, entre as cinco destacadas por esse trabalho, sustenta que a procura por cuidados de saúde vai continuar a crescer. E esta indicação não é apenas para os hospitais privados, mas de uma forma global. As questões associadas ao envelhecimento da população, a estilos de vida menos saudáveis, mas também às aspirações que, legitimamente, os cidadãos vão tendo vão conduzir a um aumento da procura dos cuidados de saúde. E, consequentemente, a um crescimento de custos e despesas globais com a saúde.

Uma outra tendência, perfeitamente clara para a APHP, é um reequilíbrio entre o público e o privado, o que significa que há espaço para o privado crescer, relativamente àquilo que é o mercado habitual do sistema de saúde português ou espanhol.

A terceira tendência é que o mercado de saúde é um fluxo contínuo, o que significa que têm de ser progressivamente abandonados conceitos de estruturas fechadas, como aqueles que hoje enquadram os vários níveis de cuidados, desde os primários aos hospitalares, passando pelos continuados ou paliativos.

A verdade é que todas as pessoas, perante um determinado tipo de problemas de saúde, circulam de um tipo de instituição para outro, exigindo uma articulação que deveria ser constante. Será cada vez mais difícil considerar que uma dada pessoa só vai procurar cuidados de saúde ao sector público ou ao privado, pois tenderão a ir onde possam e onde pensam que resolvem os seus problemas de saúde de forma mais adequada.

Um quarto ponto assinalado pelo trabalho da BCG diz respeito à digitalização dos hospitais. Se este caminho era perfeitamente óbvio, a pandemia tornou-o ainda mais claro. Muitas entidades, públicas e privadas, conseguiram alcançar objetivos de digitalização que andavam há anos a tentar e que encontravam permanentes resistências, internas e externas.

Este passo é absolutamente essencial e obriga a que os hospitais públicos, privados e sociais se transformem e alterem a sua forma de funcionamento. E implica também que os cidadãos percecionem de forma crescente que há matérias que não têm a ver com a instituição A ou B, mas com os seus direitos. A título de exemplo, cada vez é menos aceitável que alguém faça umas análises clínicas ou um exame radiológico e, depois, não possa levar os resultados para outro hospital ou instituição.

Finalmente, a última tendência tem a ver com o muito conhecido conceito de *Value-Based Healthcare* e da geração de valor em saúde. O que está aqui em causa é o empoderamento dos cidadãos e dos pacientes, a competitividade entre os prestadores de cuidados e a sua avaliação e a transparência de financiamento, porque, em última análise, o que os cidadãos desejam é ter o seu problema de saúde resolvido.

Sejam públicos ou privados, os hospitais têm de começar a pensar que a sua reputação, e mesmo os recursos financeiros, têm mais a ver com os resultados em saúde de quem os procura do que com o volume de atividade das instituições.

Afirmar, como até agora, que este ano se fizeram mais 10% de consultas de especialidade pode ser meramente uma referência a uma otimização de recursos. Aquilo que interessa medir é se o que foi feito foi bem feito e se era o adequado ou não.

De uma forma mais prosaica, o Estado não pode continuar a pagar pelo valor de uma caixa de medicamentos, mas deverá fazê-lo pelo resultado em saúde daquela caixa de medicamentos.

Preços irreais, despesas reais

Porém, o futuro apresenta-se muito problemático quando a previsão para 2021 indicia a continuação de um baixo investimento do Estado no SNS.

Uma análise da UTAO (Unidade Técnica de Análise Orçamental da Assembleia da República) indica que, em 2021, os recursos financeiros para o SNS terão um decréscimo de 252 milhões face ao que está previsto para 2020. E se se transformarem milhões de euros em milhares de atos, isto significa que o Governo prevê que, em 2021, não se atinja a produção de 2019. Se 2020 é o ano que é, por causa da pandemia da covid-19, é extremamente preocupante que, em 2021, as previsões para o SNS fiquem aquém do nível de 2019.

Figura 8: Redução muito significativa da atividade hospitalar do SNS

(em milhares)

	2017	2018	2019	Projeção 2020	Var. Projeção 2020 / 2019	Previsão 2021	Var. Prev. 2021 / Proj. 2020
Total de Consultas Médicas	**12 082**	**12 187**	**12 420**	**10 867**	**-12,5%**	**11 643**	**7,1%**
Primeiras consultas	3 478	3 498	3 575	2 881	-19,4%	3 228	12,0%
Consultas Subsequentes	8 603	8 689	8 845	7 985	-9,7%	8 415	5,4%
Urgência (Atendimentos)	**6 318**	**6 365**	**6 426**	**4 645**	**-27,7%**	**5 536**	**19,2%**
Internamentos (Doentes Saídos)	797	785	788	667	-15,4%	727	9,1%
Total de Intervenções Cirúrgicas	**674**	**672**	**704**	**552**	**-21,6%**	**628**	**13,8%**
Programadas	**576**	**572**	**603**	**461**	**-23,5%**	**532**	**15,4%**
Convencionais	210	197	204	164	-19,6%	184	12,2%
Ambulatório	365	375	399	297	-25,5%	348	17,1%
Urgentes	98	99	101	91	-10,2%	96	5,7%
% Cirurgias em Ambulatório	63,50%	65,50%	66,17%	64,5%	-1,7 p.p.	65,4%	0,9 p.p.

Fonte: ACSS, documento enviado para o Parlamento no OE2021 (destaques nossos).

Há um número muito significativo de consultas médicas, cirurgias programadas e intervenções em urgência que ou não serão realizadas ou terão de ser os sectores privado e social chamados a garanti-las.

Um outro aspecto que merece atenção são os resultados de um estudo, realizado no final de 2019 pelo Conselho de Finanças Públicas (organismo independente que fiscaliza o cumprimento das regras orçamentais em Portugal e a sustentabilidade das finanças públicas), sobre a contratualização dos hospitais EPE. Além do défice sistemático das instituições públicas, o Conselho alerta para a forma de contratualização de serviços, entre as Administrações Regionais de Saúde, a Administração Central do Sistema de Saúde e os hospitais públicos, que assenta no volume de atos praticados, com base em valores por ato. Segundo o Conselho de Finanças Públicas, os valores por ato na base desta contratualização são meramente administrativos e não têm uma ligação direta ao custo que cada doente tem realmente para cada hospital do SNS.

Este não é só um problema para o SNS, mas para todo o sistema de saúde, porque estes valores irreais impactam múltiplas áreas, nomeadamente o SIGIC, e a forma como os hospitais privados contratualizam com o SNS a sua cooperação na redução de listas de espera para cirurgia. E significa também que, em muitos casos, os orçamentos dos hospitais públicos não são reais e que todo o processo de contratualização e financiamento não é, na verdade, transparente.

A Lei de Bases da Saúde estabelece, na 23.ª base, que o Estado deve elaborar uma estimativa da despesa necessária e procurar os meios financeiros para a cobrir. Quando isso não acontece, há um subfinanciamento crónico de base nos organismos públicos.

Alguns economistas defendem esta perspetiva que não é correta, porque, no final de cada ano, seja por via de uma dotação de capital, orçamento retificativo ou outro instrumento, o défice dos hospitais é eliminado. Porém, o facto de não haver um equilíbrio à partida, e de o sector público e privado terem de fazer as suas previsões com base em preços que não são verdadeiros, é algo com tremendos impactos negativos e que deve terminar.

E, infelizmente, abundam os exemplos desta falta de transparência. Em 2017, a administradora hospitalar Ana Harfouche publicou um estudo sobre o custo do tratamento do cancro da mama no Instituto Português de Oncologia de Lisboa (IPO Lisboa) e concluiu que o financiamento ficava mais de 25% abaixo do custo real para a instituição.

O que é muito difícil de compreender em termos de políticas públicas, e que este estudo também assinalava, é a impossibilidade de determinar como são estabelecidos os preços que servem de base à contratualização do tratamento. Aparentemente, são valores cristalizados no tempo.

Um outro exemplo encontra-se nos processos de contratualização entre os hospitais privados e a ADSE, onde persistem preços que não são revistos há 13 anos. Isto significa que, neste período, não houve alterações aos custos dos atos? Não. Mas, por vários motivos, nomeadamente por constrangimentos orçamentais, a verdade é que nunca houve coragem política para fazer essa atualização.

A Europa focada na Saúde

A continuação desta situação não é aceitável e a União Europeia e a OCDE (Organização para a Cooperação e Desenvolvimento Económico) têm defendido uma revisão urgente destas matérias.

O facto de os Estados-Membros da União Europeia serem cada vez mais escrutinados relativamente à sua despesa em saúde é um elemento que pode pressionar esta mudança, a que acresce o alerta das empresas de *rating* para que os Estados garantam a sua sustentabilidade face à dívida pública. Esta discussão decorre em vários países europeus e é, por sua vez, alimentada pela convicção de que a despesa em saúde vai aumentar. Perante este consenso, importa perguntar: quem vai pagar este crescimento e como?

Em Portugal, poder-se-ia pensar num imposto próprio ou numa consignação de uma parte dos impostos à saúde. Mas os portugueses já pagam diretamente 30% da despesa de saúde e não é admissível pedir que se aumente este valor. Parece assim inevitável que o Estado seja obrigado a aportar mais meios à saúde. Segundo dados do Eurostat publicados no final de novembro de 2020, Portugal aloca à Saúde 13% do Orçamento do Estado. A média da União Europeia é superior a 15%. Parece evidente que há áreas da governação que vão ter de reduzir a sua despesa para que a da saúde possa crescer.

É também fundamental perceber como otimizar os recursos colocados no sistema. Sem pôr em causa o papel principal do SNS, um maior envolvimento do sector privado teria como efeito o aumento do investimento, a criação de um maior *benchmarking* entre as instituições e um melhor acesso e proximidade das pessoas aos cuidados de saúde.

Hoje, é claro que, no campo das políticas públicas, a saúde vai estar no centro da discussão nos próximos anos, em Portugal e na Europa. E este movimento é irreversível. Num primeiro momento, a discussão vai incidir, sobretudo, em questões de saúde pública, procurando acautelar que a Europa não volte a ser apanhada numa situação de fragilidade estrutural para fazer face a uma pandemia.

Esta conjuntura implica também a realização de *stress tests* aos sistemas de saúde, para apurar o seu grau de resiliência, bem como a definição de *standards* mínimos de qualidade e de garantia na prestação de cuidados de saúde aos cidadãos europeus.

Mesmo antes da pandemia da covid-19, era muito clara a necessidade de olhar para os sistemas e de os capacitar para tempos de maior dificuldade, que têm a ver, nomeadamente, com o envelhecimento da população e a entrada de mais inovação tecnológica na saúde.

Em Portugal, e perante um sistema de saúde misto, é necessário assumir este carácter e tirar o melhor proveito possível dele. Centrar definitivamente o sistema nos pacientes, e não no tipo de agente prestador de cuidados. Para isso, tem de existir informação (viável) sobre todo o sistema, e não apenas sobre os hospitais públicos.

A Entidade Reguladora da Saúde dispõe já de um sistema de avaliação em saúde, o SINAS, de adesão voluntária e que constitui uma ferramenta para comparar informação que deve ser desenvolvida.

A evolução do sistema de saúde nacional depende também, num futuro próximo, do que será o interesse da parte pública, do nível de cobertura que o SNS pretende dar aos cidadãos e, também incontornável, da clarificação do que pretende o sistema de saúde do sector privado.

Embora, em saúde, a existência de oferta também crie procura, o potencial e a vontade de crescer deste sector não podem ser encarados como uma competição, porque o objetivo não é suplantar o SNS. O objetivo é, como numa atividade económica normal, perceber onde há uma oportunidade de mercado e responder-lhe.

Tem havido uma discussão de trincheiras que é impreterível ultrapassar e existem já exemplos de que essa nova postura é possível. Um dos melhores exemplos é a Rede Nacional de Cuidados Continuados Integrados, maioritariamente explorada pelo sector social. E, aparentemente, o Estado tem estado confortável com este modelo, sem sentir que se demitiu das suas funções pelo facto de os cuidados continuados serem assegurados pela área social. Porque o que interessa aos cidadãos, e faz cumprir a Constituição, é que o Estado assegure que há acesso a estes cuidados. Se são geridos por uma misericórdia ou por um hospital público é irrelevante para os cidadãos e pode ser a escolha adequada em termos de gestão do sistema e otimização de recursos.

7. A reforma dos cuidados de saúde primários. Onde estamos?

João Rodrigues
Médico de Família e antigo presidente da USF-AN — Associação Nacional de Unidades de Saúde Familiar

A reforma dos cuidados de saúde primários é, em primeiro lugar, um momento para criar contextos organizacionais favoráveis à mudança de comportamentos. Um dos princípios que a orientam é o de que a gestão será melhor quanto mais próxima da população e dos profissionais de saúde. Ou seja, quando se aumenta a escala da gestão, perde-se o controlo da qualidade e da eficiência.

Iniciada, em 2005, pela Unidade de Missão para os Cuidados de Saúde Primários, a reforma propôs uma nova abordagem participativa com os profissionais de saúde, procurando incentivar a mudança, promover a sua consolidação progressiva e, só depois, criar um novo quadro normativo legal.

Através da experiência prática, sem burocracias e hierarquias, foi estabelecido um novo modelo de prestação de cuidados de saúde em equipa de saúde familiar que, entre outros aspectos, criou as Unidades de Saúde Familiar (USF) e transformou as 18 sub-Regiões de Saúde em 74 Agrupamentos de Centros de Saúde (ACES).

Neste momento, são também criadas nos ACES as restantes unidades funcionais, nomeadamente as Unidades de Cuidados na Comunidade (UCC), as Unidades de Saúde Pública (USP), as Unidades de Cuidados de Saúde Personalizados (UCSP) e as Unidades de Recursos Assistenciais Partilhados (URAP).

A nova arquitetura da reforma dos Cuidados de Saúde Primários (CSP) contempla as USF como base da mudança organizacional. Estas caracterizam-se por serem estruturas flexíveis, de candidatura voluntária pelos profissionais e orientadas para a prestação de cuidados de proximidade, com uma carteira básica nacional e um modelo de contratualização único com acesso a incentivos institucionais.

Embora nunca tenha sido aplicada, outra novidade introduzida pela reforma é a possibilidade de se efetuarem contratos-programa, permitindo autonomia financeira aos Agrupamentos de Centros de Saúde. Ou seja, através de um contrato-programa com as Administrações Regionais de Saúde, seriam contratualizados os serviços de saúde a prestar à população de cada ACES, pelo cumprimento dos quais estas entidades aufeririam um determinado pacote financeiro.

A relutância em avançar com os contratos-programa nos CSP teve como resultado os ACES ainda hoje estarem amputados na sua autonomia administrativa, funcional e responsabilidade financeira, mantendo-se o modelo tradicional de comando e controlo. Ao fim de todos estes anos, não é justificável que esta medida tenha ficado pelo caminho, permitindo mesmo questionar se o receio é que as ARS, se passarem para os ACES esta autonomia financeira, deixem de fazer sentido ou a sua estrutura atual passe a ser desnecessária.

Nos CSP, o cenário vigente é o estar disponível uma lei extremamente atual, responsabilizante e que tem imensa dificuldade em ser aplicada.

O mesmo acontece com a governação clínica, outro aspecto da reforma que tarda em ser concretizado. Uma boa governação clínica assenta numa abordagem descentralizada, em vários níveis, que permita autonomia aos profissionais que estão na linha da frente, estimulando assim o envolvimento de todos.

A implementação da governação clínica representa um desafio para todos e o seu desenvolvimento em saúde pressupõe sete pontos-chave:

1. Aprendizagem em equipa;
2. Inovação e mudança;

3. Transparência;
4. Responsabilidade;
5. Contratualização;
6. Avaliação;
7. Discriminação positiva.

Naturalmente, se há contratualização de serviços, tem de existir também monitorização e avaliação dos mesmos. E essa avaliação liga-se necessariamente a uma discriminação positiva, que se traduz em incentivos, institucionais e financeiros, para a organização e para os profissionais, à semelhança do que acontece no modelo retributivo dos profissionais inseridos nas USF de modelo B.

A definição de um sistema misto de remuneração, assente na atribuição de incentivos associados ao desempenho, é algo que a reforma dos CSP trouxe pela primeira vez à administração pública via USF de modelo B.

Retrocessos de um percurso

Todas as reformas têm obstáculos. E o que há a fazer é preparar os profissionais e as organizações para os ultrapassar.

Um dos primeiros obstáculos que a reforma dos CSP enfrentou foi a regressão em termos organizativos que deu lugar aos mega-ACES, contrariando a noção de que uma boa gestão está associada a uma gestão de proximidade.

Um bom exemplo deste retrocesso está na região Centro, que passou a ter seis mega-ACES, em que o número de inscritos varia entre os 383 081 (ACES Baixo Vouga) e os 85 882 (ACES Cova da Beira), decalcando as seis sub-Regiões de Saúde que existiam anteriormente.

Neste processo, a organização dos CSP ignorou a dinâmica da reforma e regressou ao passado, aplicando o modelo vertical tradicional de administração: as orientações partem da administração central para as administrações de saúde, daqui para os ACES e destes para as unidades funcionais dos centros de saúde.

Para que o Serviço Nacional de Saúde possa continuar a desempenhar o seu papel social insubstituível necessita de superar definitivamente esta lógica de comando-e-controlo própria da «administração pública tradicional».

Figura 1: Em que situação se encontra a reforma dos CSP ao nível da implementação dos ACES?

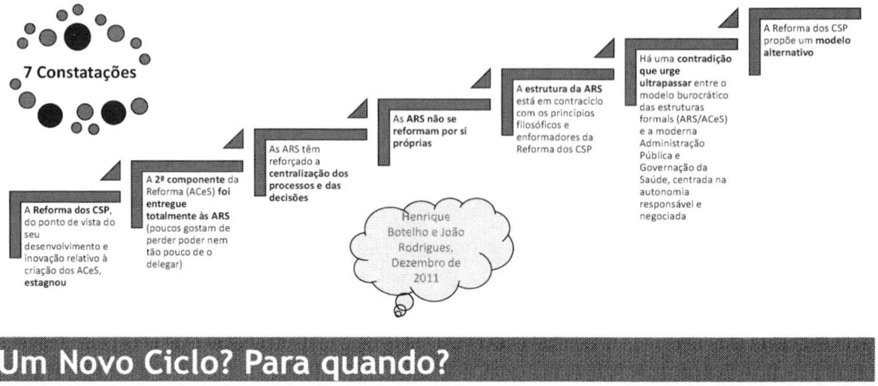

Fonte: USF-AN.

Infelizmente, a reforma dos CSP estagnou em 2009, e continua paralisada em 2020, persistindo-se na implementação dos ACES enquanto graus intermédios de gestão de proximidade, no não envolvimento participativo do poder local e na recusa da autonomia financeira às organizações, mediante um contrato-programa anual.

Ainda assim, foi possível um acontecimento extraordinário, com a criação e implementação em todo o país das Unidades de Saúde Familiar (USF). Lamentavelmente, a reforma ficou-se pelas USF de 1.ª Geração.

As USF têm melhores resultados em saúde

O primeiro grande princípio da USF é o de que a sua constituição tem de assentar numa candidatura voluntária dos profissionais. Isto é inédito na administração pública. Para a criação de uma USF, os médicos de família, os enfermeiros de família e os secretários clínicos têm de se candidatar em equipa, através de um processo *online*, com regras estipuladas e claras.

Após a avaliação da candidatura, o projeto é construído em conjunto com a equipa candidata. O período médio de uma candidatura normal é de cerca de um ano até a USF iniciar funções, após parecer favorável da Equipa Regional de Apoio (ERA), da ARS e da ACSS.

As USF têm princípios específicos de funcionamento que passam por uma contratualização anual de serviços a prestar às suas populações.

Há uma carteira básica pré-estabelecida e pode ser contratualizada uma carteira de serviços adicional.

Existe ainda uma intersubstituição entre os profissionais e um sistema retributivo misto. Este preconiza que, em vez de se recorrer ao pagamento de horas extra pelo tempo de trabalho adicional, se contratualiza um conjunto base de serviços, existindo depois incentivos qualitativos aplicados a atividades específicas como, por exemplo, o aumento da lista de inscritos de cada médico.

Entre os princípios essenciais das USF está também a governação clínica e a existência de um conselho geral, em que cada membro tem um voto, num modelo de gestão participado.

Quanto à evolução das USF, depois de um crescimento inicial muito rápido, que se manteve mesmo durante os anos de crise económica, a partir de 2018 assiste-se a uma estagnação deste ritmo.

FIGURA 2: Evolução anual do número de USF

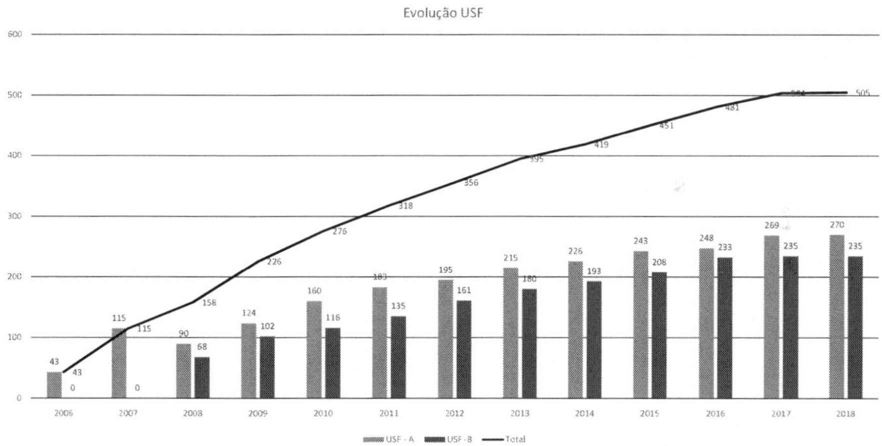

Fonte: ACSS.

Todos os anos têm existido quotas anuais para abertura de USF, exceto a partir de 2018. Isto apesar de, neste momento, existirem cerca de 40 USF com pareceres técnicos aprovados. Na prática, isto significa que se está a desincentivar o aparecimento de novas unidades e a desinvestir neste modelo de organização. E se as USF são deixadas isoladas, como uma ilha, sem alimentarem a rede dos CSP, correm o risco de desaparecer. E isso tem de ser evitado.

FIGURA 3: Ação comparada das Unidades de Saúde Familiar

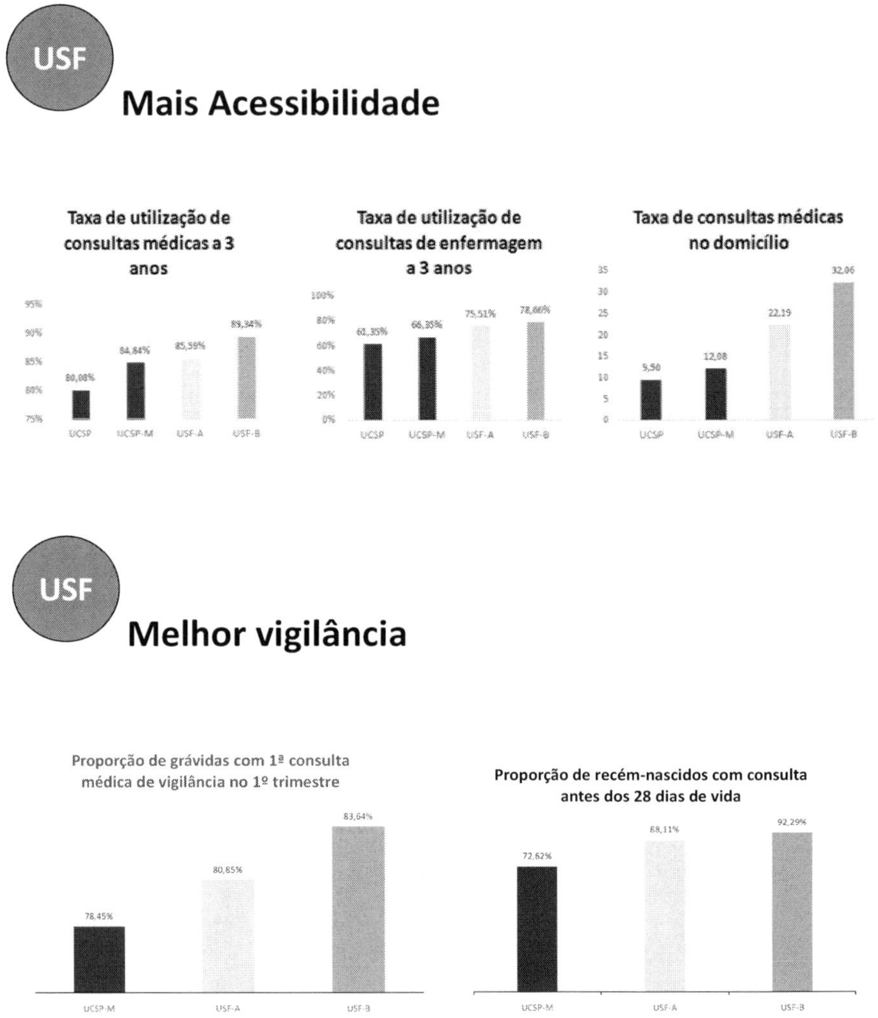

Melhores resultados no rastreio oncológico e na vigilância de doenças crónicas

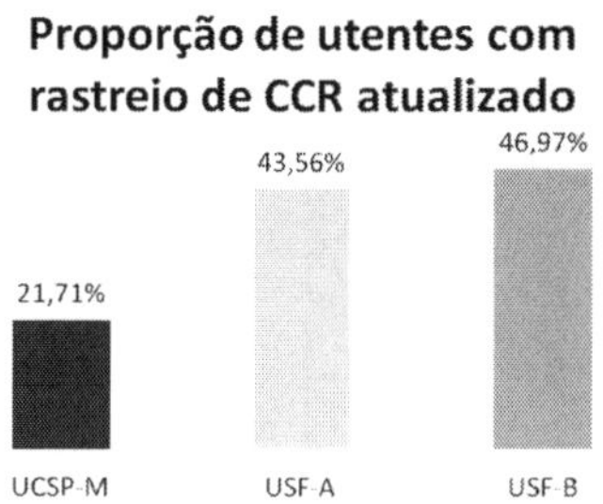

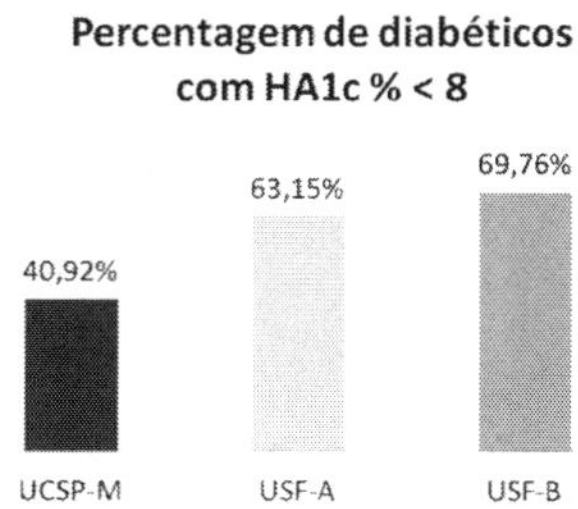

Menos custos com medicamentos

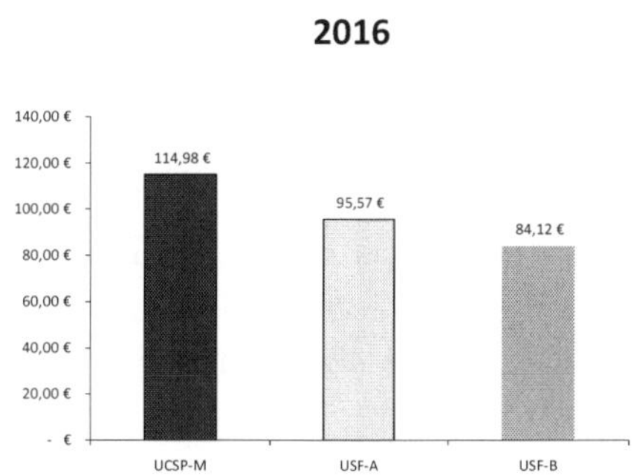

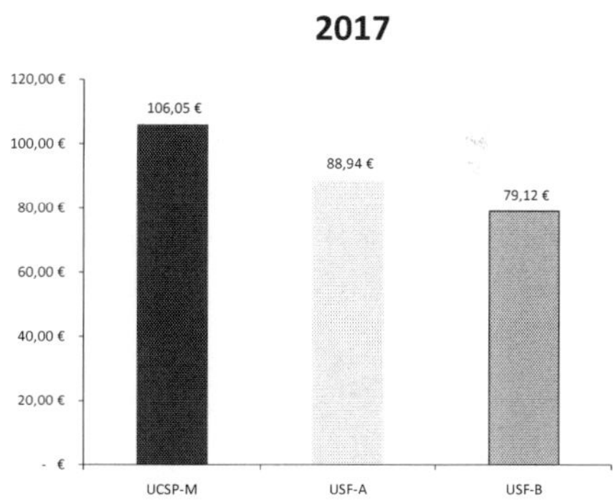

Fonte: SPMS, BICSP.

Ao longo destes anos, de acordo com dados do *site* dos Cuidados de Saúde Primários (BICSP), as USF têm demonstrado, consistentemente, obter melhores resultados na Saúde das suas populações e na eficiência para o SNS.

Analisando comparativamente as USF e as Unidades de Cuidados de Saúde Personalizados (UCSP), o chamado centro de saúde tradicional, é possível observar que as primeiras asseguram mais acessibilidade, melhor vigilância dos doentes, melhores resultados no rastreio oncológico e na vigilância de doenças crónica e menores custos com medicamentos.

A grande lição que as USF transmitem é que, no seu conjunto, o trabalho em coletivo tem maior eficiência para o SNS e resulta em melhores cuidados aos doentes.

Em acréscimo, o «Estudo dos Custos e Consequências das Unidades de Saúde Familiar (USF) na perspetiva da reforma dos cuidados de saúde primários (CSP) do Serviço Nacional de Saúde (SNS)»[1] veio demonstrar que, se em 2017 todo o país estivesse coberto pelo modelo B das USF, teria sido possível obter uma poupança global de 125 milhões de euros no SNS.

É importante chamar aqui a atenção para o facto de que os dados apresentados acima resultam da comparação entre as populações de cada um dos tipos de unidades. E elas são comparáveis, porque, tal como os centros de saúde são obrigados a aceitar todas as pessoas que neles se inscrevem, o mesmo se aplica às USF. Não há seleção de utentes. Quando um médico transita para uma USF, a sua lista de doentes acompanha-o.

Esta chamada de atenção é importante porque, em Portugal, há a tendência para replicar experiências pessoais e considerar que elas se aplicam a todo o país. Esta perceção é ainda mais errónea se o ponto de partida for o que se passa na região de Lisboa, que tem a maior percentagem de população sem acesso a uma equipa de saúde familiar e onde existem poucos médicos de família face à população residente. A realidade de Lisboa não é a dos cuidados de saúde primários em Portugal.

Os dados de monitorização da ACSS evidenciam que, ao longo da última década, todas as unidades melhoram o seu desempenho, as USF e as UCSP. E isto significa que, como ninguém gosta de ficar para trás, as USF de modelo B puxam as de modelo A e estas puxam as unidades de cuidados personalizados.

[1] «Estudo dos Custos e Consequências das Unidades de Saúde Familiar (USF) na perspetiva da reforma dos cuidados de saúde primários (CSP) do Serviço Nacional de Saúde (SNS)», sobre as UCSP e USF (modelo A e B), o seu impacto, resultados e custo-efetividade, tendo este sido adjudicado pela Administração Central do Sistema de Saúde, I. P. (ACSS, I.P.) à Escola Nacional de Saúde Pública, a pedido do senhor secretário de Estado Adjunto da Saúde. Cf. Direção da USF-NA. (2017). As USF têm melhor desempenho, ganhos em saúde e poupam mais ao Estado. Disponível em: https://www.usf-an.pt/usf-an/as-usf-tem-melhor-desempenho-ganhos-em-saude-e-poupam-mais-ao-estado/

O modelo de gestão participado que são as USF representa uma mudança radical na organização da administração, em que cada profissional deixa de decidir sozinho para ter de decidir com outros. E isso não é assim tão fácil, nem um comportamento tão simples de alterar na administração pública.

Para aprofundar esta mudança de comportamento, e torná-la uma realidade em todos níveis dos CSP, falta completar o sistema de reformas iniciado nas USF e atingir a ACSS, as ARS e os ACES.

A pandemia evidencia carências humanas e materiais

No momento da pandemia da covid-19, foi mais difícil a gestão dos cuidados de saúde ao nível do CSP e extremamente complexo criar condições para minimizar os potenciais danos para os doentes.

De igual modo, tem existido imensa dificuldade em aplicar o que estava previsto no programa do Governo, nomeadamente as reformas que se previa serem retomadas e outras que deveriam começar no ano de 2020.

Embora, durante a pandemia, o foco dos *media* tenha estado nas camas das enfermarias hospitalares e nas unidades de cuidados intensivos, é importante não esquecer que, em Portugal, 96,6% dos casos ativos (77 498) em dezembro de 2020 foram seguidos nos CSP.

Apesar da complexidade desta resposta, os CSP conseguiram reorganizar-se, manter uma atividade básica ainda relativamente elevada e fazer a vigilância de toda a população, com resultado positivo para o controlo da infecção pela covid-19.

Momentos como este, por serem extraordinários, são muito positivos para refletir sobre as mudanças que se impõem, e, nos CSP, há várias a fazer. Percebeu-se que, em Portugal, e no que toca aos cuidados de saúde primários, os recursos humanos são escassos não só nos médicos de família — cuja carência se sente particularmente na região de Lisboa e Vale do Tejo —, mas também em profissionais de Saúde Pública, e outras especialidades, que urge reforçar.

E se a pandemia, nos cuidados hospitalares, demonstrou que a rede de cuidados intensivos portuguesa era insuficiente e das mais precárias da Europa, também tornou evidente as carências materiais nos CSP.

Um bom exemplo é o das centrais telefónicas dos centros de saúde, que, nesta era digital, se revelaram obsoletas e impedem que a grande maioria consiga, sequer, enviar um SMS. Não é possível deixar de assinalar a contradição entre este estado de obsolescência das centrais telefónicas e a aposta, correta, na centralização dos contactos, no âmbito da pandemia, via Saúde 24. O telefone continua a ser um instrumento extremamente valioso para a continuidade dos cuidados e a manutenção de uma relação de proximidade.

Outras fragilidades dos CSP evidenciadas pela resposta à epidemia da covid-19 são o envelhecimento geral dos equipamentos informáticos e a inexistência de um Processo Clínico Único Eletrónico, pelo que o cenário atual é o de sistemas de informação com múltiplas aplicações e desintegrados, burocracias intermináveis com redundâncias e uma baixa resolutividade de proximidade.

É também de assinalar que se mantém uma integração incipiente nos cuidados de saúde, com cada serviço hospitalar ou outro a trabalhar de forma isolada e não em rede, e uma extrema dificuldade de articulação entre os vários ministérios, nomeadamente entre a Saúde, a Segurança Social e a Justiça.

Se o objetivo da reforma dos CSP é, em primeiro lugar e como já referido, criar contextos organizacionais favoráveis à mudança de comportamento, é impossível incentivar um trabalho partilhado e em rede quando existem mais de 20 aplicações de informação diferentes e desintegradas, ao invés de um processo clínico centrado no cidadão.

Devido à fraca ou quase nula interoperacionalidade das várias aplicações, é grande a dificuldade em ter informação em tempo útil e poder partilhá-la. Além de um desperdício inacreditável, esta proliferação de aplicações promove o trabalho desintegrado dos profissionais e não uma colaboração interdependente.

O Simplex na Saúde é consensual há vários anos, mas para que avance é preciso haver acordo entre os vários ministérios, nomeadamente entre a Administração Pública e a Segurança Social, e abolirem-se várias redundâncias.

Paradoxalmente, a necessidade de reorganização para responder à pandemia da covid-19 veio demonstrar que isso é possível, na medida em que, em 2020, foi conseguido muito mais nesta área do que teria sido possível imaginar anteriormente.

Ficou também demonstrado que as diferentes unidades dos CSP não podem ser ilhas isoladas e que há várias coisas que têm de ser aprendidas e aplicadas. Nomeadamente, que as USF e as restantes unidades funcionais têm de ser interdependentes e isso significa reinventar o centro de saúde de proximidade, com um plano de ação comum entre as várias unidades e circuitos de risco definidos.

É também fundamental rever o papel da Saúde e do SNS nos lares e nas Estruturas Residenciais para Pessoas Idosas (ERPI) e fortalecer e alargar as parcerias locais (com entidades como a Segurança Social, autarquias, escolas, IPSS, forças de segurança, etc.).

Propostas para uma mudança

Em 2020, antes do eclodir da pandemia, esperava-se que fosse possível regulamentar a nova Lei de Bases da Saúde (LBS). Este é, agora, o primeiro grande desafio, regulamentar a sua Base 9, relativa aos Sistemas Locais de Saúde (SLS). Os SLS não devem ser mais uma estrutura burocrática, pelo contrário, devem permitir criar um espaço de colaboração interdependente e integração de cuidados. E as entidades identificadas numa dada área geográfica têm de se sentar à mesa, discutir planos de ação e definir qual é o seu plano comum para aquela população.

Isto é uma mudança radical de comportamentos.

Outra área nobre e estrutural são os recursos humanos. Se não for possível atraí-los para os CSP, e retê-los, não existirão unidades de saúde. E aqui entra a necessidade da discriminação positiva, com reflexo nos rendimentos, associada a um trabalho que seja interessante para o profissional.

É imperativo reinventar as carreiras, com progressão técnico-científica, concretizar concursos (e mobilidades) em épocas fixas e céleres e criar instrumentos para que os profissionais sejam envolvidos nas decisões das suas unidades e possa existir uma autonomia técnica responsável.

Não menos importante é a qualificação da despesa realizada. Em saúde, a despesa, que é, na verdade, um investimento, tem de ser qualificada. Caso contrário, torna-se desperdício. Há que mudar o financiamento e direcioná-lo para a integração de cuidados, e não o reter no hospital e no serviço de urgência.

A integração dos cuidados, com autonomia do doente, reforça também os cuidados de saúde primários e evitaria a crescente referenciação para os cuidados hospitalares e primeiras consultas.

É preciso ter consciência de que serem os hospitais a realizar mais primeiras consultas em cada ano pode não significar uma melhoria de cuidados, mas apenas um modelo cada vez mais hospitalocêntrico.

O modelo de financiamento deve ser o primeiro instrumento a alterar para que seja possível avançar para uma referência de cuidados integrados, pondo fim a uma permanente disputa pela gestão. O financiamento é do SNS e não do hospital ou do centro de saúde.

Porque o que verdadeiramente se pretende é que as instituições tenham a agilidade necessária para responder onde estão os doentes, com proximidade.

8. A reforma dos cuidados continuados — um caminho ainda em construção

Cristina Henriques
Coordenadora Nacional da Comissão Nacional de Coordenação da RNCCI
Ministério da Saúde

Purificação Gandra
Ex-coordenadora Nacional da Comissão Nacional de Coordenação da RNCCI
Ministério da Saúde — 2020–2021

Em Portugal, o aumento da esperança média de vida da população e a evolução do seu estado geral de saúde indicam uma tendência crescente de envelhecimento e maior prevalência de uma ou mais doenças crónicas por indivíduo.

Para continuar a garantir a sua missão, num horizonte em que a maioria da população portuguesa será mais velha e mais doente, o modelo de oferta de cuidados que caracteriza o Serviço Nacional de Saúde (SNS) deve ser repensado e adaptado a esta tendência, sem ignorar, em simultâneo, as alterações sociais que o país tem vivido de forma acelerada. Entre estas, salientam-se as novas dinâmicas da família, que não conseguem assegurar a permanência do idoso no agregado familiar, e uma grande percentagem de indivíduos e famílias com rendimentos muito baixos, que impactam severamente tanto as condições de saúde dos mais velhos, como as respostas sociais de que necessitam e a que não conseguem aceder.

O modelo da Rede Nacional de Cuidados Continuados Integrados (RNCCI) nasce da consciência da obrigação da sociedade de responder a estas dinâmicas e da procura de respostas às necessidades dos mais velhos, articulando as áreas da Saúde e da Segurança Social.

Este modelo começou a ser pensado no final dos anos 90 do século XX, numa lógica de associação e articulação entre o Estado e os parceiros sociais e privados, para identificação de respostas nesta área, concretizando realmente o conceito de uma rede.

Entre 1998 e 2002, realizaram-se alguns acordos com os parceiros sociais, e, nesse último ano, avançou um primeiro modelo de cuidados dirigidos a doentes que, embora já não precisassem do nível de atendimento diferenciado de um hospital de agudos, não tinham ainda condições para voltar aos locais onde residem, quer fosse domicílio próprio ou estruturas de acolhimento. Porém, na realidade, o SNS não dispôs até 2005 de uma verdadeira resposta de continuidade de cuidados pós-alta clínica. Existiam alguns modelos incipientes e isolados, mas sem integração de cuidados ou resposta articulada com as necessidades sociais.

Sensivelmente na mesma altura, a legislação hospitalar foi alterada e equacionou-se o encerramento dos Hospitais de Nível I, que correspondiam, essencialmente, aos antigos hospitais das misericórdias, que acompanhavam doentes crónicos e disponibilizavam respostas em saúde, maioritariamente locais, no âmbito da sua área geográfica. Estas unidades foram criadas na tradição de assistencialismo aos mais frágeis que caracteriza historicamente as misericórdias, estando implantadas em quase todo o país.

Tornou-se então bastante percetível a inexistência de uma resposta intermédia, entre o hospital e o domicílio ou lar, e a desarticulação entre os serviços hospitalares, os cuidados de saúde primários e os serviços de ação social.

Como consequência, surgiu a Resolução do Conselho de Ministros 84/2005, que criou a Comissão para o Desenvolvimento dos Cuidados de Saúde às Pessoas Idosas e às Pessoas em Situação de Dependência. Esta Comissão foi a base do Decreto-Lei n.º 101/2006, que criou a RNCCI, em que se define uma metodologia e modelo de organização de cuidados com uma articulação e intercâmbio entre a Saúde e a Segurança Social.

Convidaram-se os parceiros — os sectores social e privado —, e definiu-se que a RNCCI funcionaria como um modelo intermédio entre os cuidados de saúde primários e o hospital, com o apoio dos ministérios da Saúde e da Segurança Social, com o objetivo de conseguir recuperar alguma da funcionalidade que os doentes possuíam antes do seu internamento hospitalar.

É frequente a RNCCI ser encarada como um conceito próximo do *Long Term Care* (LTC) definido pela Organização Mundial de Saúde, mas é importante salvaguardar que nunca foi intenção da RNCCI ser uma resposta definitiva para a vida da pessoa.

No futuro, o modelo de LTC é aquele para o qual deveremos evoluir, dado existirem no país realidades muito distintas, evidenciadas ultimamente pelo impacto da pandemia da covid-19 e que vieram mostrar as fragilidades sociais que ainda persistem ao lidar com o envelhecimento e com pessoas doentes e envelhecidas.

Atualmente existem em Portugal duas abordagens muito distintas a estas questões: as unidades que integram a RNCCI e os lares ou, como são referenciados oficialmente, as ERPI — Estruturas Residenciais para Pessoas Idosas.

Uma resposta temporária e não para toda a vida

A RNCCI tem como princípios a equidade no acesso, uma prestação de cuidados integrada e a promoção da integração da própria família do utente, ou da estrutura que o acolhe, nos cuidados, na medida em que esta Rede é uma resposta temporária. Acima de tudo, a RNCCI preconiza uma abordagem multidisciplinar e interdisciplinar, visando recuperar a pessoa para o que é possível na sua vida de uma forma autónoma.

A Rede é suportada por dois ministérios, Saúde e Segurança Social, estando claramente definido o que se pretende da intervenção de cada um. Todas as equipas da RNCCI, desde a que presta cuidados, à que referencia, à que coordena, audita e avalia, às equipas de coordenação regionais e à coordenação nacional, têm a intervenção de profissionais dos dois ministérios.

O aumento dos serviços da RNCCI, a ampliação e o aparecimento de novas unidades e equipas resultam de um planeamento constante, tendo em conta características demográficas e geográficas e as necessidades de, progressivamente, alcançar uma cobertura completa do país.

Pretende-se cuidar de pessoas que precisam de uma continuidade de cuidados que o hospital já não assegura e integrá-las o mais possível na sua rotina de vida, ou minimizar as suas dependências. E isto exige uma abordagem estrutural e global, disponibilizando os cuidados certos, nos locais certos, prestados pelas pessoas com a formação adequada.

Por outro lado, pretende-se também que a RNCCI impacte positivamente o sistema global de saúde através da diminuição da demora média de internamento em unidades hospitalares de agudos, da diminuição da taxa média de ocupação de camas hospitalares, da redução do número de internamentos e reinternamentos de pessoas em situação de dependência e da redução dos custos nas unidades hospitalares de agudos.

A partir de 2006, com várias experiências-piloto, a RNCCI foi-se desenvolvendo de uma forma adaptada às dinâmicas das diferentes regiões, sendo claramente distintas, por exemplo, uma unidade implantada em Lisboa e uma outra em Trás-os-Montes. As populações são diferentes e também o são as suas necessidades e as das suas famílias.

O cuidado colocado na estruturação da RNCCI permitiu também identificar rapidamente que o seu conceito e objetivos não são compatíveis com a ideia de que um lar/ERPI pode ser simplesmente remodelado e transformado numa unidade de cuidados continuados. Há todo um conjunto de serviços, desde cuidados de saúde à promoção da autonomia, que tem de existir.

Entre 2008 e 2009, foi aplicado um grande programa de incentivos financeiros, o Programa Modelar, que consistiu numa comparticipação financeira do Estado até 750 000 €, a fundo perdido, às Instituições Particulares de Solidariedade Social (IPSS) para a criação/adaptação de unidades de internamento de cuidados continuados para a RNCCI.

Em simultâneo com a abertura de unidades de cuidados continuados integrados, um serviço prestado essencialmente pelos sectores privado e social ao abrigo de um contrato com o SNS, foram sendo também criadas respostas ao nível dos cuidados domiciliários, que se revelam tão ou mais importante do que o internamento. Porém, o desenvolvimento dos cuidados domiciliários tem sido mais lento do que o das estruturas de internamento. O facto de estes cuidados serem prestados diretamente por equipas do SNS e sofrerem, naturalmente, dos problemas estruturais do próprio sistema, como a falta de recursos humanos, é um dos motivos para este ritmo mais lento de implantação.

O alargamento da RNCCI às várias regiões do país foi-se desenrolando a partir de 2006, sendo de salientar alguns momentos, pelo seu impacto na estrutura global:

- Em 2010, a Rede é alargada à saúde mental, privilegiando o entendimento desta área como transversal. Passam assim a ser abrangidos os Cuidados Continuados Integrados de Saúde Mental (CCISM), considerando-os como uma resposta da RNCCI. As unidades e equipas dos CCISM estão vocacionadas para o apoio às pessoas com doença mental grave estabilizada, da qual resulte incapacidade psicossocial e que se encontrem em situação de dependência, independentemente da idade.
- Em 2011, avançou-se para a criação de uma equipa coordenadora local em cada Agrupamento de Centros de Saúde (ACES), permitindo que a referenciação para a RNCCI fosse também responsabilidade dos cuidados de saúde primários e não apenas das equipas de gestão de altas hospitalares. Esta possibilidade é fundamental porque há muitos doentes acompanhados pelos seus médicos de família, sem necessidade de apoio hospitalar, que precisam também de uma resposta de cuidados continuados integrados, para reabilitação ou consolidação de algum tratamento terapêutico que não seja possível fazer no domicílio.
- Em 2012, os cuidados paliativos foram autonomizados da RNCCI, com a criação da Rede Nacional de Cuidados Paliativos (RNCP). Neste ponto é importante fazermos uma clarificação de entendimento pessoal: os doentes precisam de cuidados paliativos em todas as fases da sua vida, independentemente do tipo de unidade da RNCCI, ou outro local em que possam estar internados, sendo de difícil compreensão uma rede de cuidados paliativos isolada e autónoma.
- Em 2015, e à semelhança do que acontecera em 2010 com a saúde mental, surgiu a necessidade de criar um braço específico para a pediatria, com os Cuidados Continuados Pediátricos (CCP). Embora a RNCCI defina que os cuidados continuados se destinam

a todas as pessoas que deles necessitem, independentemente da idade, é muito complexo integrar crianças com menos de 13 anos, pois exigem ambientes específicos e técnicos com formação pediátrica, necessária ao estádio de desenvolvimento infantil. As necessidades nesta área ainda não estão totalmente delineadas, e há que ter em conta que as famílias com crianças doentes dão preferência a que elas sejam tratadas em casa, pelo que a resposta em CCP terá de passar preferencialmente pela criação de equipas que prestem cuidados domiciliários.

- Até 2018, a RNCCI era coordenada a nível nacional pela área da Saúde. Em 2019, entendeu-se que era necessário um trabalho e articulação mais dinâmicos com a Segurança Social e, com a perspetiva de se fazer um caminho futuro de soluções conjuntas para os idosos portugueses em lares, decidiu-se que a Comissão Nacional da RNCCI teria dois coordenadores, um de cada área governamental.
- Em 2020, iniciou-se uma revisão e atualização global dos preços no âmbito da RNCCI, de acordo com a inflação em vigor. Embora existam atualizações anuais, os preços praticados têm sido fortemente contestados pelos parceiros, que os consideram demasiado baixos para os cuidados que prestam. Os preços na RNCCI são sempre associados aos diferentes cuidados a prestar pelos parceiros, sendo o Estado comprador desses serviços. O valor pago por doente e dia de cuidados é atribuído à Saúde ou à Segurança Social de acordo com os recursos de que necessita cada doente. Por exemplo, nas unidades de convalescença prestam-se maioritariamente cuidados de saúde, pelo que a comparticipação da Saúde é de 100%. Nas unidades de Média Duração e Reabilitação há uma repartição de encargos entre as duas áreas. E nas unidades de Longa Duração e Manutenção, onde a necessidade de cuidados de saúde é menor e são superiores os cuidados de manutenção da vida diária, compete à Segurança Social a principal responsabilidade pelo pagamento dos serviços prestados pelos parceiros.
- Em 2021 estavam disponíveis 414 lugares para estes cuidados, com uma distribuição assimétrica que varia entre os 134 lugares na região Norte e os 26 no Alentejo. Prevê-se ainda o alargamento a mais 266 respostas já autorizadas no âmbito dos CCISM, a área em que o país se encontra mais deficitário.

Em termos financeiros, o valor da componente saúde na RNCCI representa 80% do total e, no ano de 2020, o valor de execução financeira da saúde foi de cerca de 165 milhões de euros. Em 2006, fora de 3,2 milhões de euros. A execução global da RNCCI em 2020 (Saúde e Segurança Social) foi de 207,6 milhões de euros, um acréscimo de 5,7% face ao ano anterior.

Importa também referir que a RNCCI não é gratuita para o doente/ /família. Caso este seja isento do pagamento de taxas moderadoras, ou não tenha capacidade para suportar a sua parte do valor, o custo da sua parte é assumido pela Segurança Social. Os cálculos são feitos através dos rendimentos ou bens das pessoas declarados nas Finanças, em articulação com a Segurança Social. O valor máximo que uma pessoa pode pagar, durante um mês, numa unidade da RNCCI, são 900 €, o correspondente a cerca de 30 € por dia.

É tempo de apostar nos cuidados domiciliários

Tal como já referido, a dinâmica de desenvolvimento da RNCCI adapta-se às características sociais e demográficas de cada região, partindo delas para calcular e planear os cuidados necessários à população.

Este planeamento, em termos de camas, iniciou-se em 2009, utilizando-se os rácios internacionais do número desejado de camas por determinado volume populacional, ou seja, à população com mais de 65 anos, em cada região, aplicou-se um fator de ponderação de modo a obter-se o número de camas desejável por mil idosos.

Esta metodologia permite estabelecer uma meta para o país de cerca de 15 mil camas. No final de 2020, entre as 9322 camas existentes a funcionar e as já autorizadas, em planeamento, a RNCCI dispõe de uma oferta de 9721 camas, estando ainda em falta cerca de cinco mil. A taxa atual de cobertura da RNCCI em termos de camas autorizadas é de 64%.

Estas metas são atualizadas sempre que há novas projeções nacionais do Instituto Nacional de Estatística e, desde 2010, verifica-se um progressivo aumento de camas, embora ainda insuficientes para as necessidades.

Quadro 1: Evolução das respostas na RNCCI 2010-2020

RNCCI — Tipologia/Lugares de internamento	2010	2011	2012	2013	2014	2015	2016	2017	2018	2019	2020
Unidades de Convalescença	682	906	867	860	860	764	811	811	935	1068	1147
Unidades de Média Duração e Reabilitação	497	1747	1820	1895	2021	2306	2578	2548	2674	2873	3060
Unidades de Longa Duração e Manutenção	2286	2752	3031	3692	4094	4411	4723	4703	4794	4926	5115
Unidade de Cuidados Paliativos	160	190	193	195	185	278	278	169	168	166	166
Pediátricos	0	0	0	0	0	0	10	10	10	10	17
Total Camas*	**4625**	**5595**	**5911**	**6642**	**7160**	**7759**	**8400**	**8241**	**8571**	**9033**	**9505**
ECCI		253	245	267	274	286	279	275	282	286	291
Lugares nas ECCI		7332	7183	7053	6766	6585	6264	5852	5728	5651	5637

Fonte: Documentação da Coordenação Nacional da RNCCI.

A tendência de envelhecimento crescente, com mais doenças associadas, da população portuguesa implica que, embora os indicadores sejam atualizados em função da população, devam começar a ser aqui introduzidos fatores de cálculo que tenham em conta, também, as assimetrias regionais.

O Quadro 1 evidencia também uma situação a merecer reflexão urgente, relativamente aos lugares disponíveis nas 291 ECCI (Equipas de Cuidados Continuados Integrados de prestação de apoio domiciliário). Em 2011 existiam cerca de 7300 lugares, que se reduziram para cerca de 5637 no final de 2020. Esta diminuição traduz o que já foi mencionado, pois, sendo exclusivamente constituídas por equipas dos cuidados de saúde primários, as ECCI refletem a falta de recursos humanos com que estes se debatem, algo que se tem evidenciado na redução da capacidade de resposta aos utentes da RNCCI. Tendo em conta as provas de qualidade inequívocas que o modelo de cuidados domiciliário tem dado, começa a fazer todo o sentido equacionar a possibilidade de contratualizar também a sua prestação com os parceiros sociais e privados da RNCCI.

A referenciação adequada do doente acelera a entrada na RNCCI

Em termos de recursos humanos na rede geral da RNCCI, existem atualmente (setembro 2021), 373 unidades de internamento e 292 equipas comunitárias, envolvendo um total de cerca de 16 000 profissionais, sendo que muitos deles não trabalham em horários completos nas unidades.

Quanto à distribuição geográfica de cada uma das unidades e equipas, que pode ser consultada através do *site* da Administração Central do Sistema de Saúde (ACSS), é possível constatar que a maioria das unidades de convalescença ainda está no litoral do país. Isto resulta de, inicialmente, estas unidades terem surgido associadas aos hospitais de agudos, também eles maioritariamente localizados na linha litoral. Embora esta distribuição ainda não seja equilibrada, é indiscutível que as unidades estão onde estão as pessoas, que também se concentram muito mais no litoral de Portugal.

Já as equipas comunitárias de cuidados continuados têm uma melhor distribuição por todo o território nacional porque estão localizadas nos ACES.

Os sectores social e privado são os principais parceiros da RNCCI e, no âmbito do sector social e solidário, as Santas Casas da Misericórdia e as Instituições Particulares de Solidariedade Social (IPSS) constituem cerca de 80% das unidades da Rede.

Quadro 2: Acordos celebrados e entidades prestadoras — 2020

Entidade Prestadora		N.º de acordos celebrados Final 2020	% total acordos celebrados	N.º de lugares contratados Final 2020	% lugares por acordos celebrados
SNS		8	2,1%	200	2,1%
IPSS	SCM	188	50,4%	4.320	46,2%
	OUTRAS	96	25,7%	2.442	26,1%
TOTAL IPSS		284	76,1%	6.762	72,3%
PRIVADA com fins lucrativos		81	21,7%	2.397	25,6%
TOTAL		**373**		**9.359**	

Legenda: IPSS - SCM: Santa Casa da Misericórdia; **IPSS - Outras:** Instituição Particular de Solidariedade Social - não SCM; **SNS:** Serviço Nacional de Saúde

Fonte: Documentação da Coordenação Nacional da RNCCI.

O sector privado é responsável por 25,6% das unidades da rede e apenas 2,1% são diretamente geridas pelo SNS.

A RNCCI possui três níveis de coordenação — central, regional e local —, este último localizado em cada ACES. Uma das críticas frequentemente feitas à RNCCI é que estes vários níveis hierárquicos a tornam muito burocrática e de difícil referenciação, o que desmotiva os referenciadores, levando a que muitas pessoas que necessitam não sejam referenciadas.

Quando a pandemia da covid-19 obrigou a inúmeras alterações nos serviços da RNCCI, a existência destes vários níveis hierárquicos permitiu um fluxo de informação importante para conseguir, com facilidade e rapidez, comunicar com as unidades de forma fluída e célere.

À Coordenação Nacional cabe a responsabilidade pela definição da estratégia nacional, das normas e da captação de promotores. Quanto às cinco Coordenações Regionais, que operacionalizam a RNCCI, compete-lhes fazer a colocação dos doentes nas unidades, após a referenciação feita pelas equipas de gestão de altas hospitalares ou pelas equipas dos centros de saúde.

Quando os doentes são referenciados para a tipologia da RNCCI que mais se adequa ao seu caso, e de acordo com a unidade que escolheram, entram numa lista de espera nacional, atualizada ao segundo, onde permanecem a aguardar uma vaga. Se existirem dois doentes em espera para a mesma tipologia, e para a mesma unidade, é colocado o doente que aguarda há mais tempo.

Em alguns casos, verifica-se um tempo de resposta mais elevado, por exemplo, quando um doente já está colocado numa determinada unidade e pretende ser transferido para outra, que não tem vaga. Esta situação acontece sobretudo nos casos das unidades de longa duração, que implicam cuidados de longo termo e onde é difícil existirem vagas para transferências.

Apesar de não ser desejável que a permanência nas unidades de longa duração exceda os seis meses, a verdade é que, muitas vezes, não há outras respostas disponíveis para receber estas pessoas. Este é outro ponto em que o modelo e a própria organização social têm de ser repensados.

Os registos de referenciação são feitos numa plataforma informática, o SI RNCCI, que funciona em ambiente *web* e em tempo real e permite às diferentes equipas trabalharem em conjunto de forma muito articulada. Assim que a referenciação para uma dada unidade é introduzida, esta é imediatamente informada e começa a desenvolver os procedimentos para receber o doente.

A nível da Coordenação Local, são as equipas mais próximas do caso de cada doente que definem a tipologia para onde ele é enviado. Há ainda algumas melhorias a introduzir neste procedimento, porque acontecem situações em que os hospitais acabam por referenciar para a RNCCI com o objetivo de libertar a cama para um doente agudo, e não tendo em conta o tipo de tipologia adequado ao doente referenciado.

Cabe às Equipas Coordenadoras Locais, constituídas por enfermeiros especialistas, médicos e técnicos de serviço social, validar as tipologias de referenciação e avaliar, por exemplo, se é adequado referenciar um utente de 85 anos com uma fratura do colo do fémur, e que antes já tinha dificuldades de locomoção devido ao seu peso, para uma unidade de convalescença de 30 dias. À partida, este doente não vai fazer uma recuperação em 30 dias e necessita de uma tipologia de média duração, que vai até aos três meses. Se a referenciação for feita adequadamente desde o início, o processo de colocação é mais rápido para o doente e para o profissional que o referencia.

Os critérios de referenciação para a RNCCI são vários e incluem idosos em situação de dependência, pessoas incapazes de autonomia na vida diária e com síndromes geriátricas; doentes crónicos com necessidade de intervenção a nível de cuidados de saúde; pessoas com doenças graves em fases avançadas — porque há várias unidades de cuidados paliativos —; e pessoas com necessidade de continuidade de tratamentos. Neste último caso, o apoio pode ser prestado ao nível dos cuidados domiciliários, pelas ECCI.

A RNCCI tem também como objetivo o Descanso do Cuidador Principal, no âmbito da legislação em vigor, sendo o internamento feito nas unidades de longa duração. Neste momento, com as alterações provocadas pela pandemia da covid-19, há alguma limitação devido à necessidade premente de libertar camas hospitalares, mas estão salvaguardadas, em todas as unidades de longa duração, uma ou duas vagas para estas situações, o que, no limite, permite colocar cerca de 6000 pessoas por ano em descanso do cuidador.

Também existem critérios de exclusão da RNCCI, nomeadamente doentes em fase aguda ou cujo objetivo de internamento seja o estudo de diagnóstico. Também não é objetivo da RNCCI o internamento de doentes que necessitem exclusivamente de cuidados paliativos complexos e aqueles que aguardem unicamente uma resposta de apoio social.

80% dos doentes têm mais de 65 anos

A RNCCI foi pensada para prestar apoio a pessoas de todas as idades. Porém, a realidade está a revelar-se muito diferente. Mais de 80% dos utentes da rede têm mais de 65 anos e cerca de 50% têm mais de 80 anos. Os motivos mais frequentes de referenciação são a dependência na realização das atividades da vida diária, o ensino do utente a readaptar-se após perdas de funcionalidade e o descanso do cuidador informal, que tem aumentado.

Quadro 3: População da RNCCI com idade superior a 65 anos

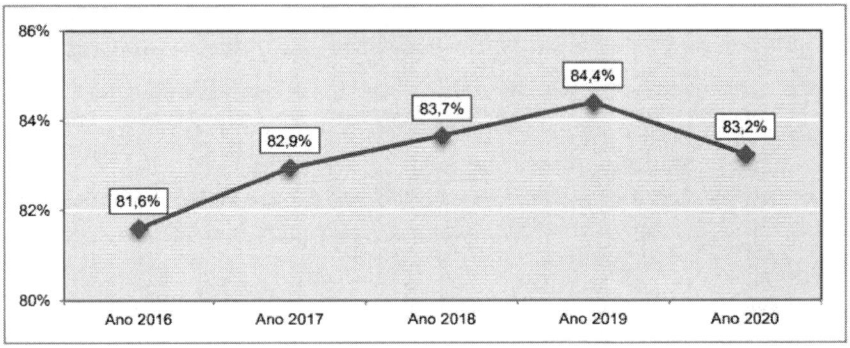

Fonte: ACSS.

Quadro 4: População da RNCCI com idade superior a 80 anos

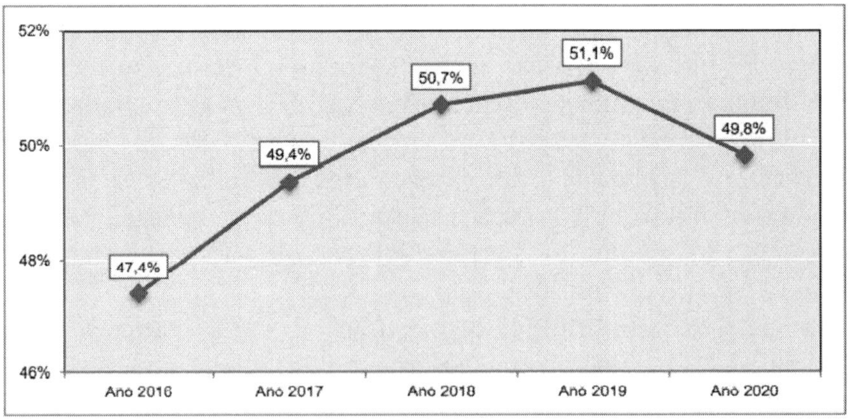

Fonte: ACSS.

Quanto ao movimento assistencial, tem vindo a crescer todos os anos e, em 2019, a RNCCI assistiu mais de 50 mil utentes. Em 2020, verificou-se uma diminuição de doentes na RNCCI, por força das condicionantes relacionadas com a pandemia da covid-19 e da inerente redução de camas para permitir quartos de isolamento, o que fez com que fossem assistidos 45 959 doentes na RNCCI.

Quadro 5: Movimento assistencial por Região e área da RNCCI — 2019-2020

	2019				2020				Variação total
	Geral	CPI	SM	Total	Geral	CPI	SM	Total	
NORTE	16326	49	154	16529	14644	53	171	14868	-10,0%
CENTRO	11860	0	67	11927	10810	0	70	10880	-8,8%
LVT	13664	0	110	13774	12426	0	111	12537	-9,0%
ALENTEJO	4132	0	0	4132	3672	0	0	3672	-11,1%
ALGARVE	4111	0	0	4111	3969	0	33	4002	-2,7%
NACIONAL	**50093**	**49**	**331**	**50473**	**45521**	**53**	**385**	**45959**	**-8,9%**

CPI - Cuidados Pediátricos Integrados

SM - Saúde Mental

Fonte: ACSS.

Quadro 6: Movimento assistencial por tipologia

	2010	2011	2012	2013	2014	2015	2016	2017	2018	2019	2020	Var. 2020/2019
Unidade de Convalescença	6 287	7 744	8 704	8 791	8 833	7 192	7 201	7 219	7 546	8 724	7 686	-11,9%
Unidade de Média Duração e Reabilitação	6 672	7 741	8 578	9 352	9 990	10 672	11 349	11 954	11 973	12 180	11 068	-9,1%
Unidade de Longa Duração e Manutenção	5 802	6 489	7 728	8 675	10 541	11 328	11 611	11 985	12 184	12 133	10 596	-12,7%
Equipas de Cuidados Continuados Integrados	5 278	9 139	11 578	13 804	14 577	15 221	15 582	15 215	16 664	17 056	16 171	-5,2%
Unidade de Cuidados Integrados Pediátricos do Norte							18	30	29	30	31	3,3%
Unidade de Ambulatório Pediátrica							7	26	15	19	22	15,8%
Saúde Mental							0	96	266	331	385	16,3%
Total	**24 039**	**31 113**	**36 588**	**40 622**	**43 941**	**44 413**	**45 768**	**46 525**	**48 677**	**50 473**	**45 959**	**-8,9%**
Unidade de Cuidados Paliativos*	1 951	1 600	1 821	1 903	1 827	2 115	2 384					
EIHSCP / ECSCP *	n.d.	n.d.	n.d.	2356	2288	3715	4357					

Legenda: UC – Unidade de Convalescença; UMDR – Unidade de Média Duração e Reabilitação; ULDM – Unidade de Longa Duração e Manutenção; ECCI – Equipas de Cuidados Continuados Integrados; UCIP N1 – Unidade de Cuidados Pediátricos do Norte; UAP – Unidade de Ambulatório Pediátrica; SM – Saúde Mental; UCP – Unidade de Cuidados Paliativos; EIHSCP – Equipas intra-hospitalares de Suporte em Cuidados Paliativos; ECSCP – Equipas Comunitárias de Suporte em Cuidados Paliativos

*As Unidades e Equipas de Cuidados Paliativos passaram a integrar a Rede Nacional de Cuidados Paliativos em 2017. Neste sentido, os utentes assistidos no âmbito dos cuidados paliativos, apresentam-se a seguir ao somatório das restantes tipologias.

Fonte: ACSS

Analisando o movimento assistencial, e comparando 2019 e 2020, a diminuição que se verifica resulta das alterações efetuadas para a prevenção da covid-19. De forma a garantir a segurança na RNCCI e o isolamento das pessoas quando necessário, muitas das unidades tiveram de reduzir a sua capacidade de acolhimento.

A pandemia exigiu também a libertação prioritária de camas hospitalares e, entre março de 2020 e setembro 2021, a RNCCI colocou cerca de 34 450 doentes transferidos dos hospitais. Foi igualmente necessário retirar destas instituições cerca de 3051 doentes, que aguardavam uma resposta social.

Apesar do desenvolvimento global da RNCCI ser positivo, está ainda muito longe do que é necessário no país. Se for comparado o caso de Portugal com a média europeia de adultos com mais de 65 anos a receber cuidados de longa duração, seja em unidades de internamento ou no domicílio, o país ainda está na parte mais baixa da tabela.

Também os gastos com esta área de cuidados, a cargo do Estado e das famílias, estão ainda muito longe da média europeia, sendo significativa a distância para os países que mais apostam e desenvolvem a área dos cuidados continuados e geriátricos.

Quadro 7: Adultos com mais de 65 anos a receber cuidados de longa duração em unidades de cuidados continuados

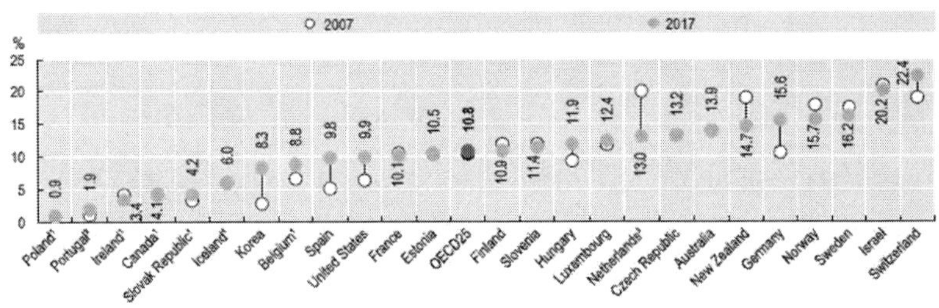

1. Include only recipients of LTC in institutions. 2. Refers to people receiving care through the National Network of Integrated Continuing Care. 3. Refers to social-insurance funded LTC only: the fall in recent years largely reflects the transfer of many LTC services to municipalities in 2015.
Source: OECD Health Statistics 2019.

StatLink https://doi.org/10.1787/888934018564

Quadro 8: Adultos com mais de 65 anos a receber cuidados de longa duração em domicílio — OCDE

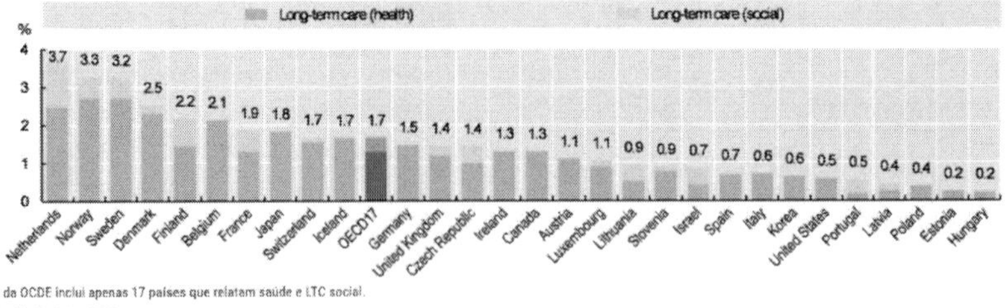

Nota: A média da OCDE inclui apenas 17 países que relatam saúde e LTC social.
Fonte: OCDE Health Statistics 2019.

O Programa de Recuperação e Resiliência investe na RNCCI

Face às alterações demográficas e epidemiológicas, a RNCCI é a mais importante reforma no sistema de saúde realizada nos últimos anos. E são ainda muitos os desafios para que responda adequadamente às transformações sociais em curso. É preciso uma melhor referenciação de doentes e que os profissionais de saúde percebam o que é a RNCCI e quais os seus objetivos e não a encarem como a saída fácil para libertar uma cama hospitalar. É também fundamental garantir o uso adequado dos medicamentos, sendo positivo que 70% das unidades de cuidados continuados tenham já um farmacêutico a tempo inteiro ou o apoio e colaboração de um farmacêutico.

E importa, igualmente, melhorar a resposta comunitária e social. Porque o desejável é que a resposta da RNCCI não promova um internamento contínuo em unidades de cuidados continuados.

Não menos importante é encontrar soluções para ultrapassar os pontos críticos já identificados, nomeadamente a recusa do doente a ser admitido na RNCCI por não aceitar o valor a pagar e as dívidas de vários doentes já admitidos; a frequência elevada de utentes sem capacidade de decisão, isolados ou com famílias que não dão resposta às necessidades; as famílias desvinculadas dos doentes; as decisões jurídicas não atempadas; os utentes colocados em unidades de internamento muito distanciadas da residência, o que dificulta a promoção da alta e o seu acompanhamento pela família; e o grande peso de situações sociais nas unidades de longa duração.

As propostas para futuro passam pelo alargamento da RNCCI. E, também, pela criação de respostas diferentes, como uma parceria com o sector privado/social e solidário para a prestação de cuidados domiciliários, ou a criação de unidades de dia e de promoção da autonomia.

A expectativa no investimento associado ao Programa de Recuperação e Resiliência, que destina à RNCCI cerca de 200 milhões de euros e que poderá permitir alcançar as metas de 15500 camas e mais 1000 lugares nas ECCI, poderá ser a ferramenta necessária para concretizar estas propostas.

9. Financiamento hospitalar — uma alavanca para gerar resultados em saúde

Ricardo Mestre
Administrador hospitalar
Ex-vogal do Conselho Diretivo da Administração Central do Sistema de Saúde, IP

O debate sobre o financiamento em saúde engloba três dimensões complementares. A primeira delas tem a ver com a definição da origem dos recursos financeiros para assegurar o funcionamento do sistema de saúde (pagamento de impostos, contribuições de empregadores e empregados, seguros privados, pagamentos diretos das famílias, outras fontes de receita). A segunda relaciona-se com os mecanismos de integração destas fontes de financiamento e com a partilha do risco financeiro pela população (*pooling* de fundos), de forma a assegurar a equidade (no acesso e no financiamento) e a eficiência do sistema como um todo. Por último, determina-se o modo como são efetivamente utilizados os recursos financeiros disponíveis, ou seja, como são pagos os cuidados que são prestados aos cidadãos.

Pela sua importância para o sistema de saúde português, o enfoque será colocado no financiamento global do Serviço Nacional de Saúde (SNS) e nas modalidades de pagamento aos prestadores que integram este serviço público (cuidados primários, hospitais, unidades locais de saúde, rede nacional de cuidados continuados integrados, entre outros). Será abordado com maior destaque o modelo de pagamento aos hospitais, pelo seu peso no total da despesa do SNS (cerca de 60%) e pela diversidade técnica das modalidades de pagamento que estão a ser aplicadas em Portugal.

1. A despesa em saúde em Portugal

Nos últimos anos, a despesa em saúde tem aumentado sucessivamente mais do que a criação de riqueza nos vários países do mundo, nomeadamente em Portugal, onde o crescimento da economia tem sido moderado.

Segundo dados do Instituto Nacional de Estatística (INE)[1], a despesa corrente total em saúde totalizou 20 302,6 milhões de euros em Portugal, em 2019 (+5,2% do que em 2018), correspondendo a 9,6% do Produto Interno Bruto (PIB) e a 1973,8 euros *per capita* (valor inferior à média da União Europeia).

A componente pública representou 64,1% desta despesa corrente em saúde no ano de 2019 (-0,3 p.p. que em 2018), tendo crescido a um ritmo inferior (-1,6 p.p.) ao da despesa privada em saúde (variação de 6,2%).

O SNS e os Sistemas Regionais de Saúde (SRS) da Madeira e dos Açores são financiados, na quase totalidade, pelo Orçamento do Estado, tendo representado, em 2019, cerca de 54,0% da despesa corrente em saúde. Ainda em relação à análise da despesa pública em saúde, importa destacar que o valor inscrito como receita total do SNS no Orçamento do Estado de 2021 ascendeu a cerca de 11 500 milhões de euros, +33,5% do que em 2014, por exemplo.

Outra componente relevante do financiamento do sistema de saúde português prende-se com os pagamentos diretos das famílias no momento do consumo dos cuidados (*out-of-pocket*), os quais totalizaram 29,8% da despesa corrente em 2019, valor superior à média da União Europeia (20,1%). O *out-of-pocket* está, no essencial, associado ao consumo de cuidados em entidades privadas (ambulatório e internamento) e à comparticipação, pelos utentes, da aquisição dos medicamentos dispensados em farmácias comunitárias. Reconhece-se que um valor muito elevado

[1] «Conta Satélite da Saúde 2016–2019», publicada pelo INE a 13 de julho de 2020.

de *out-of-pocket* pode impedir a satisfação plena das necessidades em saúde da população, colocando inclusivamente em causa o objetivo de assegurar a cobertura universal dos cuidados, razão pela qual é um tema que tem de ser considerado, quando se definem modelos de financiamento para os sistemas de saúde em geral e para Portugal, em particular.

2. A importância do financiamento para o sistema de saúde

O financiamento é um instrumento fundamental para garantir que os prestadores de cuidados respondem adequadamente às necessidades de saúde da população. Nessa perspetiva, conhecer os principais desafios que se colocam aos sistemas de saúde e identificar as políticas necessárias para lhes responder são fatores essenciais para decidir a forma como são captados os recursos financeiros e para definir modalidades de pagamento que permitam assegurar o acesso, a qualidade e a eficiência dos cuidados prestados aos cidadãos.

De entre os inúmeros desafios que os sistemas de saúde enfrentam, importa destacar quatro dimensões cruciais para orientar a definição dos modelos de financiamento, nomeadamente: (i) alterações demográficas e dos padrões de doença; (ii) evolução nos modelos de organização e prestação de cuidados; (iii) aumento das exigências e expectativas da população; e (iv) pressão crescente associada aos *drivers* não demográficos da despesa em saúde.

Figura 1: Dimensões orientadoras dos modelos de financiamento dos sistemas de saúde

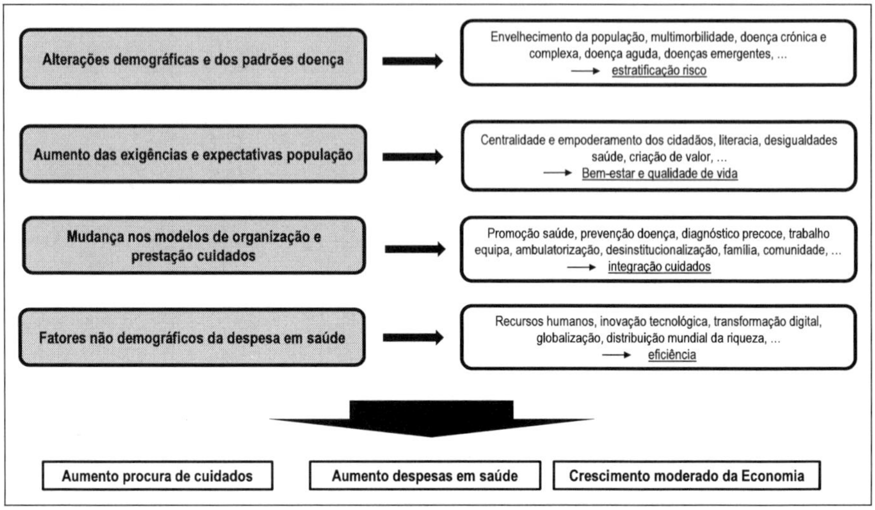

Fonte: Elaboração própria.

Satisfazer as necessidades em saúde

A dupla transição, demográfica e epidemiológica, verificada nas últimas décadas tem conduzido ao aumento gradual do envelhecimento da população, assim como ao crescimento da prevalência das doenças crónicas e complexas. Estas tendências acrescem à necessidade de continuar a responder à doença aguda e às doenças emergentes, que permanecem um importante desafio de saúde pública, conforme foi possível constatar recentemente, com o aparecimento do novo coronavírus SARS-CoV-2, responsável pela doença covid-19.

Este contexto exige um conhecimento cada vez mais profundo e atempado das necessidades de saúde de cada grupo populacional, e até de cada pessoa em concreto, nomeadamente dos mais vulneráveis. É esta estratificação da população pelo risco que permitirá antecipar as intervenções necessárias. E é com base nela que devem ser definidos os incentivos financeiros mais adequados para responder a cada segmento da população, numa perspetiva de cobertura universal e de redução das desigualdades na sociedade.

Responder às exigências dos cidadãos

O financiamento tem de acompanhar as crescentes exigências e expectativas dos cidadãos em relação ao sector da saúde, seja na sua qualidade de utentes, doentes, familiares ou contribuintes.

Para o conseguir, além de se assegurar que o volume de recursos financeiros acompanha a evolução das necessidades de saúde das populações, importa garantir que os modelos de financiamento são transparentes, integrados e centrados na resposta concreta às pessoas, que têm de ser encaradas como participantes ativas e com responsabilidade no processo de prestação de cuidados.

Alcançar este desiderato implica a implementação de novos incentivos financeiros para aumentar a capacitação e a literacia em saúde da população, mas exige também um alinhamento dos incentivos já existentes, de forma a garantir que as pessoas têm acesso a cuidados de qualidade, prestados ao longo de todo o seu percurso de vida, a custos comportáveis para o sistema de saúde.

Acelerar a mudança organizacional

O sector da saúde é muito dinâmico na sua organização, gestão e forma de prestação de cuidados, procurando melhorar continuamente para acompanhar a evolução das necessidades em saúde da população.

Nos últimos anos, os desafios organizacionais e de gestão dos sistemas de saúde têm passado pela necessidade de reforçar as políticas de: (i) promoção da saúde e prevenção da doença; (ii) diagnóstico precoce, tratamento atempado e reabilitação plena; (iii) ambulatorização e desinstitucionalização dos cuidados; (iv) articulação e integração do processo de prestação de cuidados, assegurando continuidade ao longo do percurso de vida das pessoas; (v) trabalho em equipa, numa ótica interdisciplinar, com partilha de saberes, competências e responsabilidades entre os vários grupos profissionais; e (vi) parcerias com outros sectores da sociedade e, essencialmente, com a comunidade local.

O modelo de financiamento deve ser uma alavanca para promover a resposta a estes desafios, conforme aconteceu, por exemplo, com três reformas desenvolvidas no SNS nos últimos anos, para cujo sucesso muito contribuíram as modalidades de pagamento implementadas.

Um primeiro exemplo é a reforma dos cuidados de saúde primários, que se iniciou há cerca de 15 anos. Hoje, em Portugal, este nível de cuidados do SNS organiza-se em agrupamentos de centros de saúde, nos quais existem unidades funcionais constituídas por equipas multidisciplinares, com uma missão específica e uma carteira de serviços contratualizada. A definição de incentivos associados ao desempenho foi um fator inovador e decisivo nesta reforma, com destaque para os incentivos institucionais a atribuir às equipas e para os suplementos e incentivos financeiros direcionados à remuneração dos profissionais, no caso das unidades de saúde familiar do modelo B.

Na área hospitalar, podemos destacar a evolução das cirurgias realizadas em ambulatório, em que os doentes não necessitam de ficar internados no hospital, regressando a sua casa, em segurança, apenas umas horas após a intervenção cirúrgica. A estratégia executada em Portugal a partir de 2007 contribuiu para que, atualmente, as cirurgias em ambulatório representem mais de 65% do total de cirurgias realizadas no SNS, o que compara com os 49% de 2010 ou com os cerca de 10% do início deste século. Uma alteração alavancada pelo modelo de pagamento desta atividade aos hospitais do SNS, nomeadamente a decisão de igualar o pagamento dos procedimentos realizados em ambulatório e em internamento, sinalizando assim as vantagens da ambulatorização dos cuidados (eficiência, qualidade, satisfação). A mesma lógica de incentivos financeiros está atualmente a ser adotada para alavancar outra alteração estrutural no SNS — a hospitalização domiciliária — que permite que doentes com determinadas patologias ainda na sua fase aguda sejam tratados em casa, com o apoio de familiares ou de cuidadores.

O terceiro exemplo prende-se com a Rede Nacional de Cuidados Continuados Integrados (RNCCI), criada em 2006, que hoje está implementada em todo o país, ainda que com alguma escassez de respostas em algumas tipologias e em determinadas áreas geográficas. A RNCCI é uma resposta dirigida às pessoas em situação de dependência, constituindo-se como um nível intermédio de prestação de cuidados de saúde e de apoio social que atravessa de forma transversal as respostas de base comunitária e de internamento do SNS e do sector social. Mais uma vez, a modalidade de pagamento inicialmente definida para a RNCCI (diária de internamento por cama ocupada) procurou criar condições de sustentabilidade e de previsibilidade para que a Rede arrancasse e para que as respostas pudessem ser implementadas a nível nacional. Atualmente, passados mais de 15 anos da criação da Rede, parece fazer sentido discutir a alteração desta modalidade de pagamento, introduzindo incentivos que diferenciem de forma mais clara a complexidade dos utentes que são seguidos nas várias tipologias de internamento e que valorizem os resultados concretos que são alcançados na execução dos planos individuais de intervenção aos utentes.

Promover a eficiência

A evolução da despesa em saúde é condicionada por *drivers* não demográficos que se assumem como fatores muito relevantes de pressão sobre os sistemas de saúde, obrigando-os a procurar a maximização da sua eficiência, seja na vertente clínica, operacional ou de gestão.

Entre estes destacam-se, desde logo, os recursos humanos, um elemento-chave para o sucesso do desempenho dos sistemas de saúde, conforme ficou evidente no âmbito da recente pandemia da covid-19, onde os profissionais de saúde assumiram um papel determinante nos resultados que têm sido alcançados, respondendo de forma competente, empenhada e solidária a mais este desafio sanitário. Nos últimos anos, um pouco por todo o mundo, e em Portugal também, assistiu-se a um reforço da quantidade de profissionais afetos aos sistemas de saúde. Esta é uma tendência que deverá permanecer nos próximos anos não só porque é necessário continuar a mitigar as atuais assimetrias regionais na distribuição dos recursos humanos, resolvendo carências que persistem em várias áreas profissionais, como é imperativo responder às crescentes necessidades de saúde da população, o que exige a criação de respostas cada vez mais especializadas. Mas um sistema que se limite a aumentar o número de profissionais não conseguirá, a prazo, responder de forma sustentável às necessidades das pessoas. É necessário que esse aumento de quantidade seja acompanhado da reorganização das formas de trabalho, da introdução de incentivos ao desempenho e, essencialmente, da obtenção de ganhos de produtividade e efetividade dos cuidados prestados. É na sinalização clara destes caminhos que o financiamento deve ser uma mais-valia para a governação do sistema de saúde, fazendo refletir estes princípios no pagamento aos prestadores de cuidados e, essencialmente, na forma de remuneração dos profissionais de saúde.

Por outro lado, o sector da saúde é também fortemente pressionado pela inovação tecnológica, seja em termos de instalações e equipamentos, da componente do medicamento ou dos dispositivos médicos. Esta inovação é um fator decisivo para o sucesso dos sistemas de saúde, conforme demonstram inúmeros exemplos (vacinas, telessaúde, medicamentos inovadores, medicina de precisão, entre outras), mas pode colocar em causa a sua sustentabilidade, se não for devidamente enquadrada. É nesta perspetiva que o financiamento deve introduzir mecanismos que permitam partilhar os riscos e os benefícios associados à inovação em saúde, valorizando a criação de valor e recompensando os ganhos de qualidade e eficiência que forem efetivamente alcançados, mas garantindo a comportabilidade orçamental da despesa.

Alinhar os instrumentos de governação

Conforme já referido, o modelo de financiamento é um elemento central do sistema de saúde, pelo que deve estar alinhado com os restantes instrumentos da política de saúde, nomeadamente com os modelos de regulação, organização, gestão e prestação de cuidados, com a política de recursos humanos, com o modelo de informação e com a estratégia para as instalações e equipamentos.

Parece ser demasiado redutor acreditar que um dado problema do sistema de saúde se resolve alterando apenas o modelo de financiamento, seja na forma como são captados os recursos financeiros, como são partilhados os riscos ou como são pagos os cuidados efetivamente prestados. Em muitos casos, a alteração periódica dos modelos de financiamento é útil e necessária, mas essas modificações têm de ser acompanhadas por ajustamentos nos restantes instrumentos da política de saúde, para que o resultado seja o desejado.

Pagar em função de objetivos

A escolha das modalidades de pagamento que compõem o modelo de financiamento depende, em primeira instância, da organização do sistema de saúde, das disponibilidades financeiras e dos objetivos a alcançar em determinada área da prestação (prevenir problemas de saúde, aumentar o volume de cuidados, responder às expectativas dos utentes, conter custos, entre outros).

De entre as várias alternativas que existem, importa destacar as denominadas modalidades de pagamento tradicionais, nomeadamente: (i) pagamento ao ato, que visa aumentar o volume de cuidados a prestar em determinadas áreas assistenciais consideradas mais carenciadas (meios complementares de diagnóstico e terapêutica, atos médicos ou cirúrgicos específicos, atividade domiciliária, entre outros); (ii) pagamento por episódio, em que é pré-definido um montante a pagar ao prestador pelo conjunto de cuidados que são necessários, desde o início até à alta de um dado episódio terapêutico; (iii) pagamento por capitação, em que há um valor financeiro associado ao conjunto de serviços que são disponibilizados a uma população definida (habitualmente é calculado *per capita*); e (iv) pagamento por orçamento global, que atribui um montante financeiro prospetivo para a realização do conjunto de serviços necessários para a população servida, independentemente do volume de cuidados que atualmente são prestados.

Nos últimos anos, a tendência predominante a nível internacional tem passado pela conjugação de várias destas soluções, numa lógica de modalidades de pagamento combinadas (*bended payments*). Em termos práticos, trata-se de complementar as modalidades tradicionais com mecanismos de partilha de risco e/ou de valorização dos resultados alcançados, procurando encontrar incentivos mais compreensivos e adequados à complexidade do processo de prestação de cuidados de saúde.

Além disso, têm surgido também os denominados pagamentos por pacote (*bundled payments*), em que a ideia central é estabelecer um montante financeiro fixo, por pessoa tratada ou em seguimento, para um determinado período de tempo, e para uma determinada patologia ou condição clínica pré-definida (diabetes, oncologia, doenças infecciosas, cataratas, próteses da anca ou do joelho, entre outras). Este tipo de pagamento valoriza a partilha do risco entre financiadores e prestadores, incentiva a qualidade das intervenções clínicas e procura envolver os doentes na execução dos seus planos de cuidados.

Em alguns contextos específicos, têm também ganho relevo outras estratégias de financiamento que possuem uma perspetiva ainda mais reforçada da gestão do risco, como é o caso das modalidades que permitem a partilha de ganhos e de poupanças entre os financiadores e os prestadores, sem colocar em causa a qualidade dos serviços prestados (*gainsharing*, *shared savings* e *aligned cost sharing with payment*).

3. Evolução dos modelos de financiamento no SNS

Em Portugal, nomeadamente no SNS, o quadro conceptual que tem orientado a estruturação evolutiva dos modelos de financiamento segue as tendências internacionais, procurando substituir progressivamente os pagamentos baseados em volume por modalidades de pagamento mais centradas no perfil clínico das pessoas, nos resultados em saúde e na criação de valor.

Ademais, tem-se procurado um alinhamento entre as formas de pagamento aos vários prestadores de cuidados (cuidados primários, hospitais e RNCCI), e tem sido seguido um trajeto de introdução de mecanismos de partilha de riscos entre financiadores e prestadores.

Uma terceira tendência tem sido utilizar o financiamento para acelerar a mudança organizacional no SNS. Como exemplos práticos mais recentes, podemos destacar os incentivos financeiros para a criação dos Centros de Responsabilidade Integrados (CRI), dos Centros de Referência, das Unidades de Hospitalização Domiciliária ou da prestação de cuidados paliativos.

Figura 2: Formas de pagamento aos prestadores de cuidados

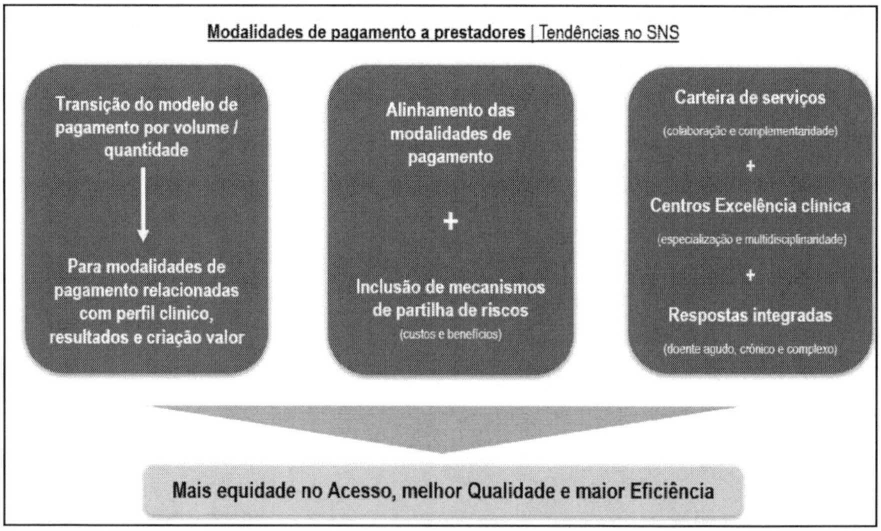

Fonte: Elaboração própria.

4. Modalidades de pagamento aos hospitais do SNS

O modelo de pagamento aos hospitais do SNS está integrado num processo de contratualização estratégica de cuidados de saúde descrito anualmente pela Administração Central do Sistema de Saúde[2]. Este processo procura atingir os objetivos gerais da política de saúde, com destaque para: (i) resposta às necessidades de saúde da população; (ii) promoção da saúde e prevenção da doença; (iii) diagnóstico precoce e planeamento atempado dos cuidados; (iv) reforço do foco no cidadão e na família; (v) valorização da equidade no acesso, da qualidade e da eficiência; (vi) incentivo à governação clínica e ao trabalho em equipa multidisciplinar; e (vii) redirecionamento para a comunidade e para os domicílios.

O processo de contratualização hospitalar é materializado no contrato-programa estabelecido anualmente entre a Administração Central do Sistema de Saúde (entidade financiadora), as Administrações Regionais de Saúde (compradora de serviços) e as respetivas entidades hospitalares (entidades prestadoras).

Este contrato inclui diversas modalidades de pagamento, escolhidas em função dos objetivos concretos que se pretendem alcançar nas diversas áreas de assistência contratadas, e, no seu conjunto, define o modelo de financiamento hospitalar em vigor no SNS.

Várias destas modalidades de pagamento direcionam-se mais para a resposta às situações de doença aguda, outras para as situações de urgência e emergência, outras para programas de saúde específicos; há ainda modalidades orientadas para o tratamento da doença crónica ou rara, e outras que pretendem incentivar a mudança organizacional e a excelência dos cuidados prestados; existe ainda uma componente totalmente dedicada ao pagamento por desempenho, cuja avaliação está dependente do cumprimento de objetivos assistenciais (incentivos) e da aplicação de penalidades. Todo o contrato está balizado por um princípio de orçamento global que assegura a previsibilidade do financiamento dos hospitais do SNS.

[2] Consultar ACSS. (2020). Termos de Referência para a contratualização de cuidados de saúde no SNS para 2021. Disponível em: https://www.acss.min-saude.pt/wp-content/uploads/2020/11/TR-Contratualizacao_2021_VHom.pdf.

No caso da resposta à doença aguda, as modalidades de financiamento adotadas incentivam o volume de produção, sem descurar alguma partilha de risco (pagamento por episódio), contendo ainda incentivos direcionados a determinados objetivos específicos (resolver listas de espera, apostar na telessaúde, aumentar as respostas na comunidade, entre outras), numa ótica de modalidades de pagamento combinadas.

Aos serviços de urgência e emergência aplica-se também uma lógica mista que combina um pagamento por disponibilidade do serviço (pacote financeiro pré-definido) com uma componente de avaliação do desempenho (cumprimento dos tempos de resposta, grau de resolução dos episódios, entre outras).

Os programas de saúde específicos e as denominadas áreas de mudança organizacional conjugam, igualmente, pagamentos por produção com incentivos direcionados aos objetivos concretos a alcançar.

O tratamento e seguimento das pessoas que vivem com doenças crónicas e/ou raras é efetuado através de modalidades de pagamento por pacote (*bundled payments*), associadas a uma componente de desempenho.

Os incentivos e penalizações baseiam-se num pagamento por desempenho puro (*pay for performance* — P4P), relacionado com o cumprimento de objetivos assistenciais de acesso, qualidade e eficiência, os quais são contratados anualmente com os hospitais (representam 5% do valor do contrato-programa).

Figura 3: Modalidades de pagamento aos hospitais do SNS

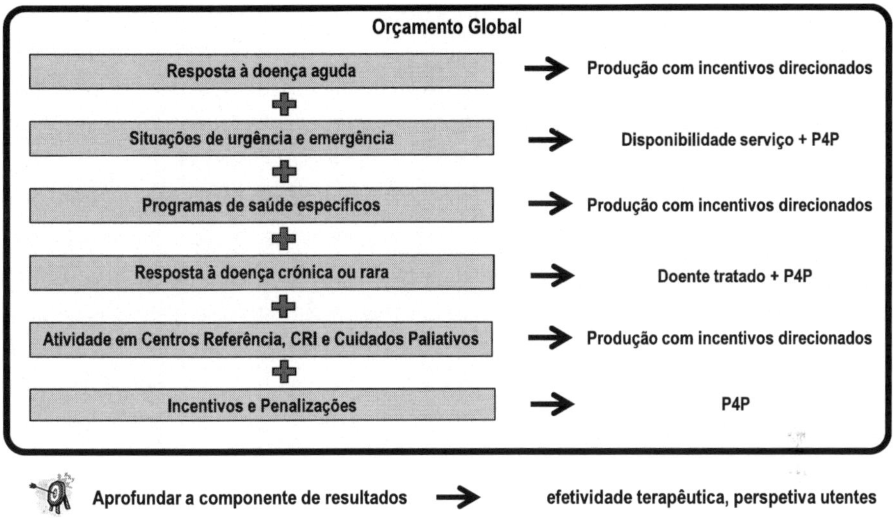

Fonte: Elaboração própria, com base nos «Termos de Referência para a contratualização de cuidados de saúde no SNS para 2021».

Vejamos de seguida as especificidades associadas a algumas das modalidades de pagamento em vigor nos hospitais do SNS.

Internamento e ambulatório de doentes agudos: pagamento por GDH

A modalidade de pagamento que suporta esta área de atividade é o pagamento por episódio e visa incentivar os hospitais a responder à doença aguda, médica e cirúrgica, com destaque para a resposta às listas de espera cirúrgicas e à complexidade dos internamentos médicos.

Nesta vertente, o valor a pagar aos hospitais do SNS tem como referência três variáveis cumulativas: (i) os Grupos de Diagnóstico Homogéneo (GDH) em que são agrupados os episódio de internamento e ambulatório, médico e cirúrgico, refletindo a complexidade das situações clínicas e as necessidades em termos de consumo de recursos; (ii) o preço base definido a nível nacional (preço único para todas as instituições); e (iii) o Índice de *Case Mix* (ICM) contratado com cada hospital (o ICM é único para internamento e ambulatório e reflete a complexidade relativa dos episódios médicos e cirúrgicos tratados, face aos outros hospitais).

Recorde-se que os GDH são um sistema de classificação de doentes em hospitais de agudos que permite caracterizar os produtos (conjunto de bens e serviços que cada doente recebe) em função da(s) patologia(s) e dos procedimentos realizados. Em termos concretos, este sistema organiza os doentes em grupos clinicamente coerentes (similares) do ponto de vista do consumo de recursos. Atualmente, em Portugal, a classificação que suporta o agrupamento em GDH é a ICD-10-CM/PCS, que codifica as patologias e os procedimentos realizados e que considera os níveis de severidade e risco de mortalidade de cada episódio, permitindo assim diferenciar os hospitais em termos de financiamento, avaliação de desempenho, investigação clínica, entre outras.

Consultas externas: incentivar a resposta programada e de proximidade

Na área das consultas externas, a modalidade de pagamento principal incentiva o volume de produção realizada (com preços diferenciados por grupos de hospitais), combinado com várias componentes de incentivo ao desempenho, nomeadamente as que são dirigidas à melhoria do acesso à atividade programada e ao desenvolvimento de respostas de proximidade.

Desde logo, uma majoração de 10% para: (i) primeiras consultas hospitalares, nomeadamente as referenciadas pelos médicos de família, nos termos definidos no mecanismo de Livre Acesso e Circulação de utentes dentro do SNS, implementado em 2016 (Despacho n.º 6170-A/2016, de 6 de maio); (ii) consultas realizadas na comunidade, nomeadamente nos serviços prisionais ou em outras estruturas comunitárias; (iii) teleconsultas médicas realizadas em tempo real, com ou sem a presença do utente, as quais registaram um crescimento muito significativo no contexto da pandemia da covid-19, por exemplo; e (iv) descentralização de consultas nos cuidados de saúde primários, nomeadamente soluções em que são os especialistas hospitalares que vão aos centros de saúde realizar a sua atividade assistencial (oftalmologia, obstetrícia, pediatria, ginecologia e medicina física e de reabilitação, por exemplo), procurando assegurar proximidade e continuidade de cuidados aos utentes.

Figura 4: Modalidade de pagamento das consultas externas

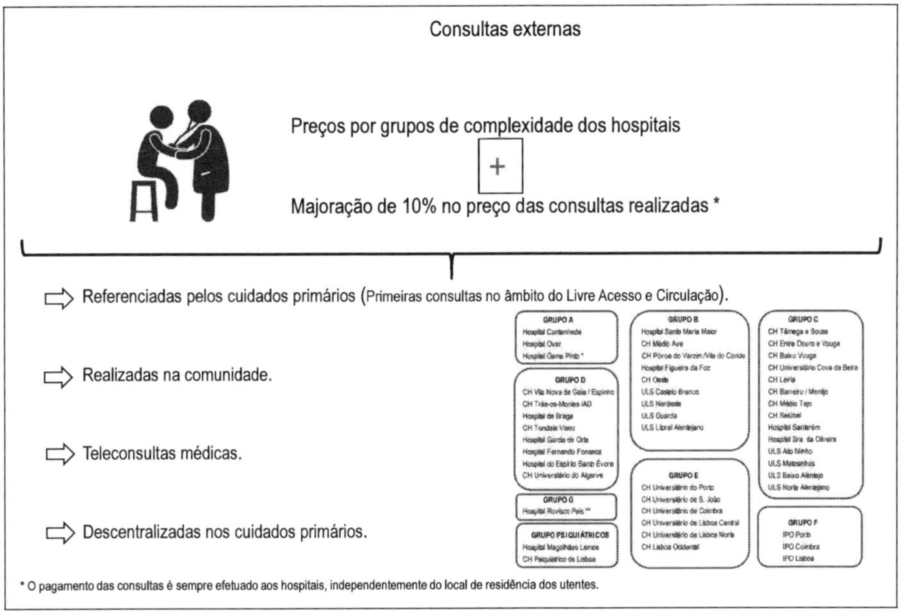

Fonte: Elaboração própria, com base nos «Termos de Referência para a contratualização de cuidados de saúde no SNS para 2021».

Serviços de urgências: gerir ativamente a procura, melhorar o acesso

Portugal é o país da OCDE com mais episódios de urgência *per capita*, o que sugere uma sobreutilização destes serviços. As razões que justificam esta realidade são diversas, muito complexas e exigem uma abordagem integrada que promova uma mudança estrutural. Para conseguir esta mudança, é necessário: (i) reduzir a utilização inadequada dos serviços de urgência, que acontece, por exemplo, nos episódios de urgência que são triados com níveis de prioridade baixos (nomeadamente azuis ou verdes). Estas são situações em que existe uma janela temporal mais elevada para o contacto entre o doente e o profissional de saúde e que, muitas vezes, podiam ser resolvidas nos cuidados primários ou em consulta hospitalar programada; e (ii) diminuir as urgências evitáveis, nomeadamente as associadas a condições de saúde que podem ser prevenidas em ambulatório, tais como a descompensação de doenças crónicas, entre outras.

Até 2016, a atividade dos serviços de urgência era paga aos hospitais do SNS por episódio, com preços diferenciados em função das tipologias de urgência. Essa modalidade de pagamento estava claramente desalinhada do objetivo nacional de reduzir a utilização inadequada ou evitável destes serviços de urgência. Assim, a partir dessa altura, os serviços de urgência dos hospitais do SNS passaram a ser financiados por uma componente fixa (pacote financeiro pré-definido em função da utilização expectável daquele serviço) que visa remunerar a disponibilidade do serviço (capacidade instalada para responder com qualidade). Este pacote financeiro fixo é depois combinado com uma componente de pagamento pelo desempenho, que considera a qualidade dos cuidados prestados, e por uma componente variável, com preços marginais, para salvaguardar as situações em que a utilização é superior ao esperado.

Figura 5: Modalidade de pagamento dos serviços de urgência

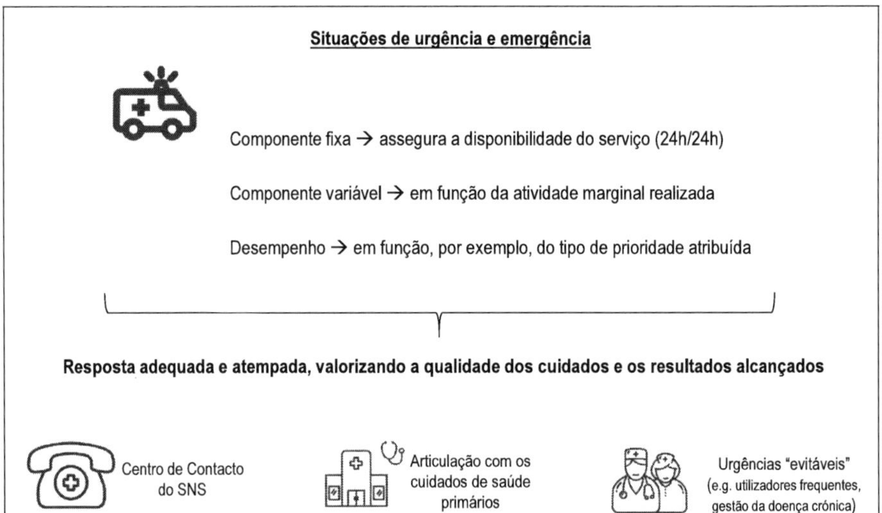

Fonte: Elaboração própria, com base nos «Termos de Referência para a contratualização de cuidados de saúde no SNS para 2021».

Esta nova modalidade de pagamento pretende incentivar os hospitais a desenvolver uma atitude pró-ativa na gestão do acesso aos serviços de urgência, encontrando soluções inovadoras para os constrangimentos com que se debatem, tais como: (i) divulgação pública de informação sobre os tempos médios de resposta nos serviços de urgência, reforço da linha Saúde 24, entre outras; (ii) desenvolvimento de programas de gestão de utilizadores frequentes, telemonitorização de doentes crónicos, resposta às pessoas que têm necessidades predominantemente sociais, entre outras iniciativas internas; (iii) reforço dos mecanismos de articulação com os centros de saúde, procedendo à marcação direta, a partir dos serviços de urgência hospitalares, das consultas de atendimento nas unidades de cuidados primários onde o utente se encontra inscrito, com data e hora pré-definida, sempre que for clinicamente possível e o utente concordar com essa solução; e (iv) avaliação dos cuidados de saúde primários de acordo com a utilização dos serviços de urgência hospitalares (estes indicadores passaram a integrar a matriz multidimensional de desempenho dos cuidados primários a partir de 2017–2018).

Programas de saúde específicos: proteger a saúde e prevenir a doença

Vários programas de saúde desenvolvidos a nível hospitalar têm incentivos para aumentar o volume de atividade, para chegar mais rapidamente ao diagnóstico ou para reforçar a articulação com outros níveis de cuidados, destacando-se os seguintes: (i) diagnóstico pré-natal; (ii) procriação medicamente assistida e banco de gâmetas; (iii) redução da taxa de cesarianas; (iv) interrupção voluntária da gravidez; (v) tratamento cirúrgico da obesidade; (vi) atribuição de produtos de apoio; e (vii) apoio aos rastreios oncológicos de base populacional.

A título exemplificativo, destaquemos a criação (em 2016) da modalidade de pagamento que permite remunerar os hospitais pela execução do programa de apoio aos rastreios oncológicos. Este incentivo financeiro veio contribuir para acelerar a implementação desta resposta no SNS, reforçando o trabalho conjunto entre os cuidados primários (que têm responsabilidade pela organização e execução da componente de base populacional destes rastreios) e os hospitais (responsáveis pela componente de suporte à avaliação e diagnóstico).

Figura 6: Integração dos cuidados de saúde primários e dos cuidados hospitalares no rastreio do cancro do colo do útero

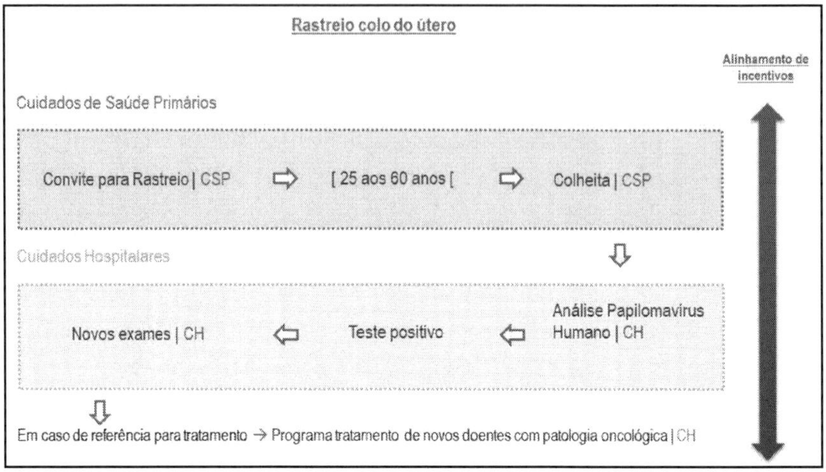

Fonte: Elaboração própria, com base nos «Termos de Referência para a contratualização de cuidados de saúde no SNS para 2021».

Gestão de doenças crónicas: partilhar riscos para melhorar resultados

Portugal tem vindo a desenvolver o conceito de *bundled payments* para a área das doenças crónicas ou raras e tem sido referenciado internacionalmente como um exemplo de boas práticas na aplicação deste tipo de modalidade de pagamento. Este caminho começou com a área da diálise (2008), alargou-se ao VIH/Sida e, nos últimos anos, tem vindo a estender-se a outras patologias, tais como a hepatite C, a hipertensão arterial pulmonar, a esclerose múltipla, as doenças lisossomais de sobrecarga, a paramiloidose, entre outras.

Figura 7: Modalidade de pagamento dos cuidados de doentes crónicos ou com patologias raras

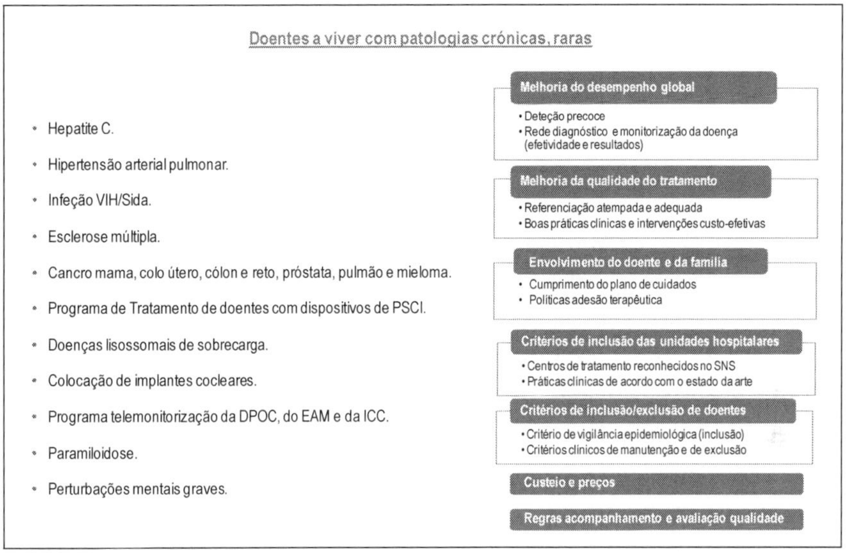

Fonte: Elaboração própria, com base nos «Termos de Referência para a contratualização de cuidados de saúde no SNS para 2021».

A aplicação desta modalidade de pagamento assenta na harmonização das boas práticas clínicas e na partilha do risco e segue princípios que visam: (i) melhorar o desempenho global do sistema de saúde; (ii) assegurar o acesso atempado e a qualidade dos tratamentos; (iii) envolver ativamente o doente e a família no processo assistencial; (iv) garantir critérios homogéneos, e tecnicamente exigentes, para definição da rede de diagnóstico e tratamento destas patologias; (v) cumprir critérios de inclusão e exclusão dos doentes no programa de tratamento; (vi) praticar regras explícitas e claras de custeio e de definição dos preços; e (vii) implementar práticas exigentes ao nível do acompanhamento e da avaliação da qualidade dos cuidados prestados.

Reorganização interna dos hospitais: incentivar a mudança necessária

Conforme já foi referido, a forma de pagamento dos cuidados de saúde deve promover a necessária mudança na cultura organizacional dos hospitais, sinalizando o caminho a percorrer e criando condições financeiras atrativas para os serviços e para os profissionais de saúde. Foi este racional que orientou a definição das modalidades de pagamento aplicáveis a determinadas áreas e contextos assistenciais nos hospitais do SNS, como é o caso da hospitalização domiciliária e dos CRI, por exemplo.

A hospitalização domiciliária é uma realidade relativamente recente em Portugal. Começou no hospital Garcia de Orta, em Almada, e a primeira legislação em Portugal é de 2018 (Despacho n.º 9323-A/2018, de 27 setembro). Esta resposta inovadora promove a evolução das práticas clínicas de modo a incentivar os cuidados em ambulatório e a desinstitucionalizar a resposta hospitalar, promovendo benefícios para as pessoas, para as instituições e para o sistema como um todo (retorno rápido e seguro à vida ativa, qualidade e conforto dos tratamentos, redução das infecções nosocomiais e aumento da eficiência). A modalidade de pagamento adotada para esta área prevê um pagamento por GDH, quer ele seja realizado em casa ou no hospital. Isto indica claramente ao hospital que, se for possível em termos clínicos, e se o doente e os seus cuidadores concordarem, é preferível que o tratamento seja realizado no domicílio, pelas vantagens para o doente já enunciadas e porque o hospital recebe exatamente o mesmo financiamento que receberia se a resposta fosse em internamento hospitalar.

FIGURA 8: Modalidade de pagamento da hospitalização domiciliária

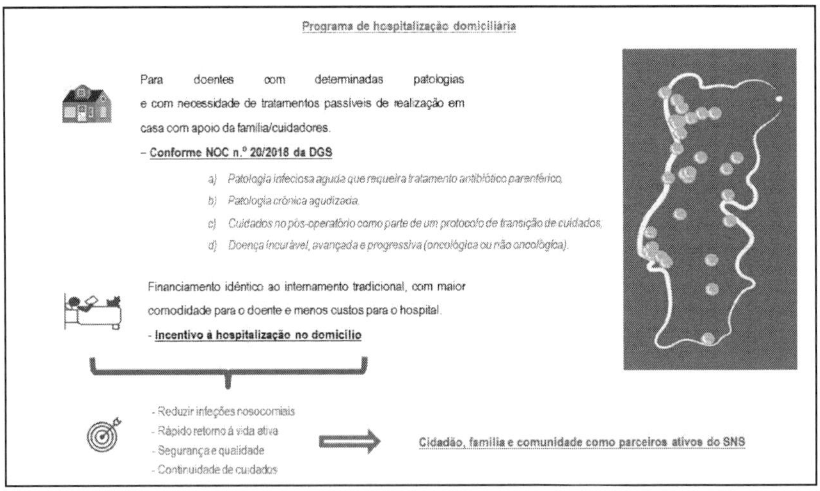

Fonte: Elaboração própria, com base nos «Termos de Referência para a contratualização de cuidados de saúde no SNS para 2021».

Relativamente à criação de CRI, os incentivos financeiros adotados definem o pagamento da atividade de forma majorada ao hospital e a possibilidade de pagar melhor a atividade adicional que as equipas realizem dentro do CRI. A intenção é que os serviços dos hospitais se organizem de forma voluntária em equipas multidisciplinares e que o seu funcionamento seja contratado com os conselhos de administração dos hospitais, mediante um regulamento interno, um plano de ação e um contrato-programa previamente negociado. Este é um modelo que reforça a autonomia funcional das equipas, que está associado à responsabilidade pelo cumprimento da atividade contratada e que permite a partilha de riscos e benefícios. É uma forma de organização que responde às listas de espera, que aumenta a produtividade e a eficiência dos serviços e que permite rentabilizar a capacidade instalada no serviço público.

FIGURA 9: Modalidade de pagamento dos CRI

Centros de Responsabilidade Integrados

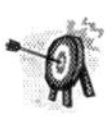

- Centros de elevada resolução para áreas especializadas e/ou de elevada procura.
- Inovação organizacional interna nos Hospitais do SNS.
- Aumento de produtividade e da satisfação dos professionais.
- Resposta às listas de espera e ao cumprimento dos TMRG.
- Negociação | Compromisso | Responsibilidade | Transparência | Autonomia | Avaliação.

Linha específica de financiamento no CP da instituição hospitalar:

- Majoração* 10% do preço das consultas e disponibilidade no serviço de urgência.
- Majoração* 5% das linhas de produção de GDH médico e cirúrgico.
- Aplicação dos preços da tabela do SNS para faturação a entidades terceiras (atividade não faturável nos CP).

Pagamento pelo desempenho às equipas (atividade adicional, qualidade dos resultados obtidos):

- Sistema de incentivos aos profissionais e critérios de retribuição pelo desempenho → Portaria n.º 207/2017, de 11 de julho, alterada pela Portaria n.º 254/2018, de 7 de setembro.

Fonte: Elaboração própria, com base nos «Termos de Referência para a contratualização de cuidados de saúde no SNS para 2021».

5. Modalidades de pagamento nos cuidados primários

Na área dos cuidados de saúde primários, importa referir que o financiamento das unidades funcionais que compõem os agrupamentos de centros de saúde é efetuado com base num orçamento global fixo, geralmente aferido em função do histórico de custos.

No caso concreto das Unidades de Cuidados de Saúde Personalizados (UCSP) e das Unidades de Saúde Familiar (USF), acresce uma componente de incentivos institucionais que está associada ao cumprimento dos objetivos previstos na matriz multidimensional de desempenho, que se destinam ao desenvolvimento de ambientes de motivação dos profissionais, designadamente a melhoria do contexto físico do seu exercício, o reforço de competências, entre outras. O pagamento da atividade aos profissionais que integram estas unidades é efetuado de acordo com as regras em vigor na Administração Pública, ou seja, em função da sua remuneração mensal, à qual acresce o pagamento de trabalho suplementar, nas situações aplicáveis.

A exceção prende-se com os profissionais que integram as USF do modelo B, onde, além da remuneração mensal e do eventual trabalho suplementar, existem também: (i) suplementos para aumentar a cobertura populacional e horária; (ii) pagamentos ao ato para a realização de domicílios médicos; e (iii) incentivos ao desempenho para os médicos, enfermeiros e assistentes técnicos, associados ao cumprimento dos programas de saúde e dos objetivos assistenciais pré-definidos.

Figura 10: Modalidades de pagamento dos cuidados de saúde primários

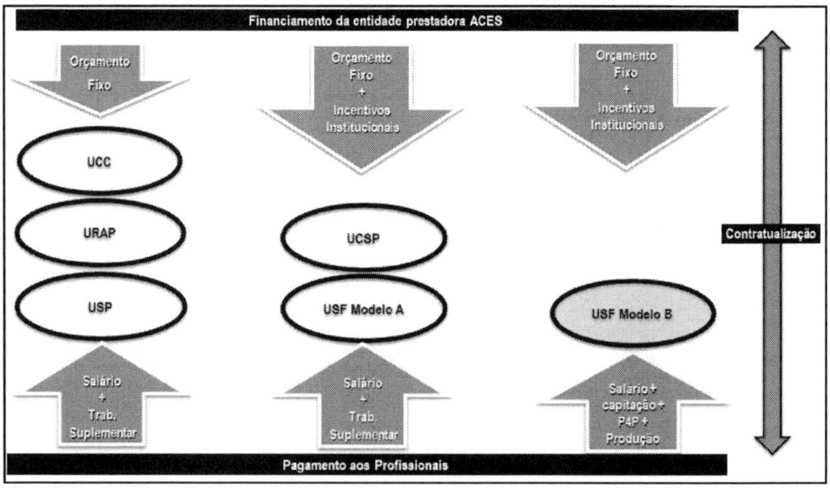

Fonte: Elaboração própria.

6. Modalidades de pagamento nas unidades locais de saúde

Em relação às Unidades Locais de Saúde (ULS), vigora uma modalidade de pagamento por capitação, em que o valor *per capita* a atribuir a cada ULS é ajustado através de um índice composto que considera: (i) os determinantes do estado de saúde da população (50%); e (ii) a despesa em saúde para lhe responder (50%).

São ainda considerados no financiamento das ULS: (i) os fluxos de doentes entre as ULS; (ii) o cumprimento do quadro de produção hospitalar contratado; (iii) as eventuais poupanças no consumo de medicamentos em farmácia comunitária; e (iv) os objetivos de desempenho assistencial anualmente contratados (valem 10% do valor global do contrato-programa da ULS).

Esta modalidade de pagamento capitacional permite ajustar o financiamento ao risco previsível da população e encorajar estratégias de prevenção da doença e promoção da saúde, incentivando a prestação de cuidados de excelência ao nível dos cuidados de saúde primários para as condições mais onerosas, promovendo a inovação dos modelos de prestação de cuidados especialmente desenhadas para as pessoas com incapacidade e reduzindo o risco financeiro para o Estado.

10. Política do medicamento — gestão e conciliação de interesses

Cláudia Furtado
Professora Auxiliar convidada, ENSP/UNL
Diretora da Direção de Informação e Planeamento Estratégico e Direção de Avaliação de Tecnologias de Saúde, INFARMED

O medicamento é um dos principais componentes da prestação de cuidados de saúde e, devido à sua ação preventiva, curativa e de controlo, é cada vez mais utilizado, com melhorias evidentes na qualidade e esperança de vida da população.

Porém, a sua crescente utilização corresponde a um peso cada vez maior no orçamento da Saúde, que é, por natureza, finito. Atualmente, além dos recursos humanos, a área do medicamento é aquela com maior peso nos orçamentos dos hospitais públicos e a despesa crescente gera cada vez maior preocupação.

Na área do medicamento, existem vários intervenientes e, embora o objetivo de todos seja melhorar a qualidade de vida dos utentes, há interesses distintos dos vários agentes. A política do medicamento surge assim como um instrumento que, atuando em várias áreas, é importante para se obter uma conciliação entre o Estado, a indústria farmacêutica, os prescritores, as farmácias e os utentes.

Definir e aplicar uma política pública do medicamento é também fundamental porque esta área pressupõe uma assimetria de conhecimento. À partida, a indústria farmacêutica detém um conhecimento muito mais detalhado sobre o medicamento do que as entidades reguladoras e os prescritores. E o conhecimento destes sobre o medicamento também é superior ao dos utentes, quem o utiliza. Esta assimetria estende-se também ao pagamento, pois quem prescreve um fármaco não o paga; e quem o paga maioritariamente — o Estado — não é seu utilizador direto.

Os quatro principais objetivos da política do medicamento são: garantir a segurança, qualidade e eficácia dos fármacos; promover o acesso aos mesmos; promover a sustentabilidade do sistema de saúde e, também, a dos intervenientes no sector; e fomentar a qualidade da prescrição e a utilização adequada dos medicamentos, garantindo os melhores resultados em Saúde para a população.

Enquanto o primeiro objetivo é hoje assegurado a nível europeu pela avaliação que é feita pela European Medicines Agency (EMA, sigla em inglês da Agência Europeia do Medicamento), os restantes três objetivos são questões da responsabilidade de cada Estado-Membro, sendo da sua competência a definição da sua política para o medicamento.

Vários passos para o financiamento público

O acesso aos fármacos tem várias fases, desde o desenvolvimento de novas moléculas até à autorização de introdução no mercado, incluindo também o financiamento público, a prescrição, a dispensa e a utilização.

Na parte inicial do desenvolvimento, o principal objetivo é que haja um contexto favorável à investigação de novas moléculas e isso pode ser promovido pelos países. No caso das vacinas contra a covid-19, por exemplo, viu-se o poder dos países ao incentivar investigação específica de forma célere. Houve um esforço conjunto, da indústria farmacêutica e dos Estados, e podem existir políticas futuras que permitam este tipo de desenvolvimento de novos medicamentos em várias outras áreas terapêuticas.

Após o seu desenvolvimento, o medicamento requer uma Autorização de Introdução no Mercado (AIM), que, atualmente, acontece a nível central, no âmbito da EMA, garantindo-se a eficácia, segurança e qualidade dos novos medicamentos no espaço europeu.

A partir da AIM existe um conjunto de outras condições a assegurar até à utilização, que são distintas para os vários países. Em Portugal, se um medicamento tiver uma AIM para uma utilização em que não é requerida uma receita médica, é considerado um Medicamento Não Sujeito a Receita Médica (MNSRM) e tem um preço livre, não regulamentado.

Em 2005, foi introduzida a liberalização dos preços dos MNSRM e também a possibilidade de dispensa destes medicamentos em locais que não exclusivamente as farmácias.

No caso dos Medicamentos Sujeitos a Receita Médica (MSRM) ou Receita Médica Restrita, após a AIM, pode existir a possibilidade de serem financiados pelo Estado. E escrevo «pode» porque nem sempre as empresas farmacêuticas necessitam deste financiamento público para comercializarem o medicamento.

Mas, globalmente, todos os novos medicamentos aprovados, sejam eles novas Denominações Comuns Internacionais (DCI — nome oficial não comercial ou genérico de uma substância farmacológica), novas indicações, genéricos ou biossimilares, e sujeitos a receita médica, estão associados a um processo de financiamento público. O facto de o Estado pagar, total ou parcialmente, o preço daquele fármaco permite um acesso mais facilitado dos cidadãos ao mesmo, assumindo-se o financiamento público como uma componente muito importante da política de acesso ao medicamento.

Este processo inicia-se com a submissão de um pedido de financiamento, pela empresa, o que leva o INFARMED (Instituto Nacional da Farmácia e do Medicamento) a começar por se assegurar de que o medicamento integra as classes ou grupos terapêuticos comparticipáveis pelo Serviço Nacional de Saúde (SNS), de acordo com a legislação nacional. Após essa validação, o INFARMED avalia-o segundo a sua eventual vantagem terapêutica, ou, pelo menos, equivalência face aos medicamentos que já existem, e analisa se o novo fármaco demonstra uma vantagem económica. Estas duas condições são cumulativas e têm de ser cumpridas para que um novo medicamento seja financiado.

Na avaliação é considerado se, face ao que é utilizado atualmente na prática clínica em Portugal, os novos medicamentos apresentam um desempenho igual ou melhor. O medicamento comparador usado a nível nacional não é um placebo ou uma terapêutica com cinco anos, mas um medicamento que está a ser utilizado no momento para aquela mesma indicação terapêutica.

Em relação aos fármacos já utilizados, a introdução de um novo não dita uma perda automática de financiamento público, porque não implica que o medicamento comparador tenha perdido totalmente a sua utilidade. Este pode continuar a ser útil numa primeira linha, e o novo revelar-se melhor numa outra abordagem. Só existem exclusões de comparticipação quando um medicamento perde o seu interesse terapêutico, mas é mais usual uma revisão das condições de comparticipação que diminua as suas condições favoráveis. A perda de interesse terapêutico pode acontecer pela antiguidade do fármaco ou pelo facto de se inserir numa área muito competitiva, em que surgem com frequência novas AIM.

No processo de avaliação fármaco-terapêutica, cabe aos peritos da Comissão de Avaliação de Tecnologias de Saúde confrontar o novo medicamento com o fármaco comparador e concluir um de entre três resultados. O primeiro é o novo medicamento não demonstrar ser superior ou igual ao comparador. Nesse caso, o pedido é indeferido e não vai ser financiado pelo Estado português, mesmo tendo uma AIM. Há também casos em que o novo medicamento apresentou uma inferioridade terapêutica, o que pode significar que, face ao arsenal terapêutico já disponível, não demonstrou ser mais seguro e registou um perfil de reações adversas superior, pelo que pode não ter uma decisão positiva relativa ao financiamento.

A situação mais comum é o novo medicamento demonstrar equivalência terapêutica ou valor terapêutico acrescentado e são estas duas situações que levam os medicamentos a uma avaliação económica, com possibilidades de serem financiados pelo SNS.

Nem todos os países têm esta separação processual, sendo que alguns financiam medicamentos com AIM, independentemente de demonstrarem equivalência ou valor terapêutico acrescentado. Em Portugal, e na maioria dos países europeus, a prática comum é uma avaliação sistemática e completa de todos os medicamentos aprovados.

A maior parte das empresas já tem a informação preparada para esta avaliação fármaco-terapêutica. Porém, há casos em que as empresas fazem o seu desenvolvimento clínico de um modo não integrado, considerando apenas a avaliação da EMA para efeitos de AIM e esquecem-se da avaliação de tecnologias de saúde nacionais.

Para tentar ultrapassar este constrangimento, a rede EUnetHTA (European Network for Health Technology Assessment), que Portugal integra, tem procurado desenvolver um trabalho conjunto com a EMA e a indústria, para que, no início do desenvolvimento dos estudos clínicos do medicamento, estes sejam o mais adequados possível à realidade clínica atual.

Como o resultado fármaco-terapêutico condiciona o preço do medicamento, as empresas, muitas vezes, não querem um comparador muito bom porque lhes pode diminuir a favorabilidade dos resultados, preferindo um placebo, em relação ao qual há sempre valor terapêutico acrescentado.

Avaliar economicamente para estabelecer um preço

Se um medicamento tiver uma decisão negativa relativamente ao financiamento público, pode ainda ser utilizado em ambulatório (com dispensa através da farmácia comunitária) contra o pagamento integral do seu preço.

Em termos hospitalares, se nos privados acontece exatamente o mesmo que no ambulatório, já as unidades do SNS só podem utilizar um medicamento que tenha uma avaliação positiva por parte do INFARMED. Até essa avaliação estar concluída, e se for necessário, os hospitais do SNS podem utilizá-lo apenas mediante uma Autorização de Utilização Excecional (AUE), atribuída pelo INFARMED, caso a caso.

A avaliação fármaco-económica inicia-se com um preço proposto pela empresa. Este é avaliado para perceber se cumpre com o preço máximo admissível em Portugal, que resulta da referenciação internacional. Neste momento, esta referenciação internacional é feita com base em quatro países: Espanha, França, Itália e Eslovénia.

O preço máximo do medicamento, no mercado de ambulatório, resulta da média desses quatro países. No mercado hospitalar é o mais baixo dos quatro. Nenhum medicamento utilizado em Portugal, mesmo que não seja financiado, pode ter um preço superior ao que resulta da referenciação internacional. A partir deste teto máximo desenrola-se o restante processo de avaliação económica.

Quando a avaliação fármaco-terapêutica anterior demonstrou que o novo medicamento é comparável ao que já existe, procura-se uma minimização do custo. Esta opção é mais frequente em áreas terapêuticas competitivas. Por exemplo, os novos medicamentos para a artrite reumatoide de administração oral introduzidos em Portugal têm de ser 10% inferiores ao preço do comparador.

No entanto, em muitos casos, a empresa, ao demonstrar que o seu medicamento possui um valor terapêutico acrescentado, quer também ver-lhe atribuído um preço superior ao já praticado para o medicamento comparador. Aqui, procede-se a um estudo de avaliação económica dos medicamentos, procurando estabelecer se o medicamento é custo-efetivo. Confrontam-se os benefícios desse medicamento, e respetivos custos, com o comparador, resultando um rácio custo-efetividade incremental com base no qual é possível aferir se um medicamento se enquadra, ou não, dentro dos parâmetros. Porém, em Portugal, como na maior parte dos países, não existe um valor definido para o que se considera ser custo-efetivo.

Em determinadas situações, o medicamento pode não ser custo-efetivo e ser a única opção terapêutica existente para tratar determinada patologia. Isto acontece, por exemplo, com os medicamentos órfãos, para as doenças raras. Aqui, os critérios de custo-efetividade podem ser um pouco menos exigentes.

Não é o facto de o medicamento não ser custo-efetivo que impede automaticamente o seu financiamento, mas significa que o seu custo vai ter de ser negociado. O processo de negociação é assim a fase que se segue a um estudo de avaliação económica. Na ótica do Estado, é este o momento para tentar obter as melhores condições económicas, que permitam colmatar a incerteza clínica e/ou económica, de modo a garantir que a população portuguesa tem acesso a um medicamento que se considera ter potencial de melhoria dos resultados em saúde.

A negociação é, frequentemente, um processo longo, uma vez que, enquanto a empresa quer obter lucro associado ao investimento naquele medicamento, o Estado tem um orçamento finito e quer garantir o acesso com o mínimo de gasto possível. Da parte do INFARMED, analisa-se se existe uma necessidade clínica evidente para aquele novo medicamento. Se o cenário for de lacuna terapêutica, o poder negocial do Estado é menor, pelo que a existência de alternativas no mercado ajuda muito no processo negocial e permite fazer negociações com reduções significativas no preço dos medicamentos.

Se, por acaso, existe competição no mercado e alguma dessas moléculas já tem, ou vai ter, genéricos ou biossimilares, é um fator tido em consideração, pois o custo de tratamento daquela indicação terapêutica já vai ser menor. Para este efeito, o INFARMED tem um projeto, o Horizon Scanning, através do qual é informado pelas próprias empresas dos novos medicamentos que estas vão ter no período de dois a três anos, de forma a poder antecipar o que se passa no mercado.

É também considerado o impacto orçamental, pois um medicamento pode ser custo-efetivo e não existir comportabilidade orçamental para o financiar ao preço que é proposto pela empresa.

Contratos de financiamento: instrumentos versáteis

Um dos resultados do processo de negociação é a elaboração de um contrato de financiamento, em conjunto com a empresa, que estipula o preço, um limite de encargos e outras condições para a utilização do fármaco. Por exemplo, um limite de encargos estabelece-se quando existe uma avaliação de financiamento para um medicamento com restrições de indicação terapêutica. Isto significa que é necessário identificar quem é a população elegível para aquela subindicação terapêutica e, depois, estimar o número de doentes e os encargos associados. Este procedimento é um modo de garantir que o medicamento só é promovido naquela indicação terapêutica, uma vez que, caso exista uma utilização fora das indicações comparticipadas e encargos superiores ao limite estabelecido, a empresa terá de devolver esse excedente.

Os contratos de financiamento podem ser de vários tipos:

- Contratos com desconto no preço: possuem reduções de preços associados a volume;
- Contratos com limite de encargos por medicamento: são feitos em casos de medicamentos com potencial muito elevado para aumento de despesa;
- Contratos com limite de encargos por área terapêutica: é estabelecido um contrato global em que o valor excedente tem de ser devolvido pela empresa, com base na quota de vendas registada naquela área terapêutica.

Podem também existir outros tipos de contratos associados aos de base financeira, regidos por outro tipo de indicadores, como os resultados em saúde ou esquemas de partilha de risco entre o Estado e a empresa.

Os contratos associados aos resultados em saúde não são frequentes, porque, ao implicarem o registo de medicamentos ou de doenças, colocam uma carga administrativa elevada nos profissionais de saúde. E, também, porque nem sempre são os instrumentos mais adequados para gerir os recursos em saúde. Na verdade, os acordos com base em limites de preço e encargos têm-se revelado mecanismos mais eficientes para a promoção da sustentabilidade do SNS. Agora, se existir muita incerteza clínica associada ao novo medicamento e se o objetivo for comprovar a evidência que a empresa alega, os contratos de registos em saúde são os mais ajustados.

Proliferação de regimes excecionais de comparticipação

Após a decisão de financiamento, as questões da prescrição, dispensa e utilização que se colocam são diferentes consoante os medicamentos se destinem a ambulatório ou meio hospitalar.

Em meio ambulatório, os medicamentos são incluídos num regime de comparticipação que define o nível de financiamento do Estado no preço daquele fármaco. Esse regime é estabelecido de acordo com a sua classificação fármaco-terapêutica. No designado regime geral, existem três escalões:

- O escalão A, que engloba medicamentos imprescindíveis e lhes garante uma comparticipação de 90%.
- O escalão B, que integra medicamentos como os anti-hipertensivos, os anti-infecciosos e os anti-inflamatórios, cujo nível de comparticipação é de 69%.
- O escalão C, com os antidislipidémicos, a medicação alérgica, os ansiolíticos, os sedativos e os hipnóticos. É um escalão em que se considera que a essencialidade terapêutica não é tão elevada e possui um nível de comparticipação de 37%.

Existem várias situações excecionais de comparticipação, uma das quais abrange as insulinas e os imunomodeladores, que são sempre comparticipados a 100% quando adquiridos em farmácia comunitária.

A segunda exceção é um escalão de comparticipação D, cujo nível é de 15%, que corresponde a um regime transitório. Destina-se a medicamentos que, no momento da avaliação, não demonstram evidência comprovada de que são uma mais-valia e exigem um período de utilização que forneça esses indícios.

Existe ainda um regime para os pensionistas que auferem valores inferiores ao salário mínimo nacional, que preconiza uma majoração da comparticipação em 15% nos escalões do regime geral. Nos medicamentos incluídos no escalão A, essa majoração da comparticipação reduz-se para 5%.

Há ainda regimes especiais de comparticipação estabelecidos por doença ou por medicamento, alguns dos quais garantem a comparticipação dos medicamentos em 100%. Porém, a proliferação de todos estes regimes não é o ideal, e, neste momento, alguns começam a tornar-se frequentes.

Para o meio hospitalar, e perante uma decisão positiva de financiamento público, não é automática a sua disponibilização nas unidades do SNS. Após a decisão favorável da agência portuguesa, a Comissão Nacional de Farmácia e Terapêutica, outro organismo do INFARMED, posiciona o medicamento no Formulário Nacional de Medicamentos e define as indicações em que aquele medicamento tem de facto lugar nos hospitais do SNS. Esta é uma recomendação nacional.

Perante esta, a Comissão de Farmácia e Terapêutica de cada hospital decide se integra aquele medicamento, ou não, no seu formulário, na medida em que cada hospital público não tem todos os medicamentos com decisão positiva por parte do INFARMED.

Agir sobre os preços para conter a despesa pública

No âmbito da política do medicamento é também fundamental, além da garantia de acesso, a promoção da sustentabilidade do sector e dos seus agentes. Este princípio é crucial perante decisões que também têm consequências em termos de despesa e quando a tendência é para que os medicamentos sejam cada vez mais caros, porque são mais específicos e abrangem populações menores, o que torna os seus custos globais também superiores. O que é possível constatar a nível da evolução da despesa com medicamentos é que, entre 2010 e 2014, se assistiu a uma redução da despesa pública muito significativa, sobretudo em ambulatório.

FIGURA 1: Evolução da despesa com medicamentos em meio ambulatório e hospitalar

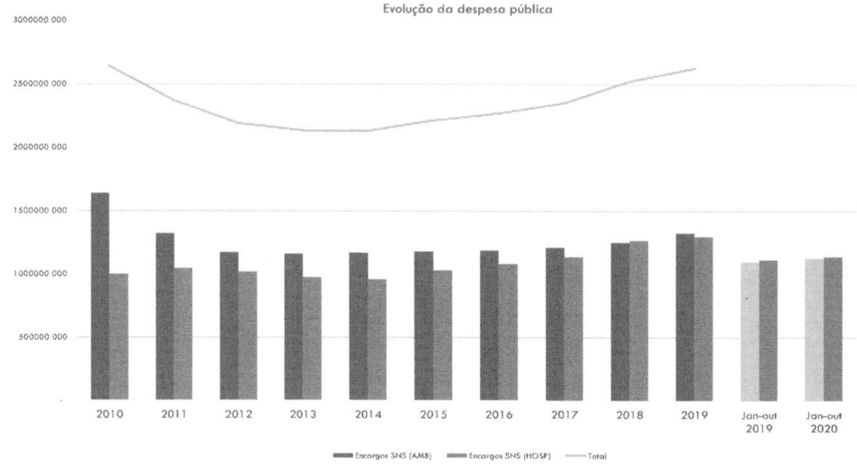

Fonte: INFARMED.

Embora, durante esses anos, a despesa em farmácia hospitalar se tenha mantido relativamente estável, tem vindo a aumentar e é hoje a principal responsável pelo aumento dos gastos públicos em medicamentos.

Neste momento, a despesa hospitalar tende a ter mais ou menos o mesmo valor que a despesa em farmácia comunitária. Algo que passará a ser mais comum, porque a inovação desenvolvida é, essencialmente, ao nível hospitalar e não têm surgido muitas áreas com inovação no ambulatório, com exceção da diabetes e área respiratória.

Ao nível dos indicadores da OCDE (Organização para a Cooperação e Desenvolvimento Económico), o peso da despesa farmacêutica em Portugal ainda é considerável, com cerca de 15% de gastos em medicamentos no total da despesa em saúde.

FIGURA 2: Despesa Farmacêutica em % da despesa em saúde

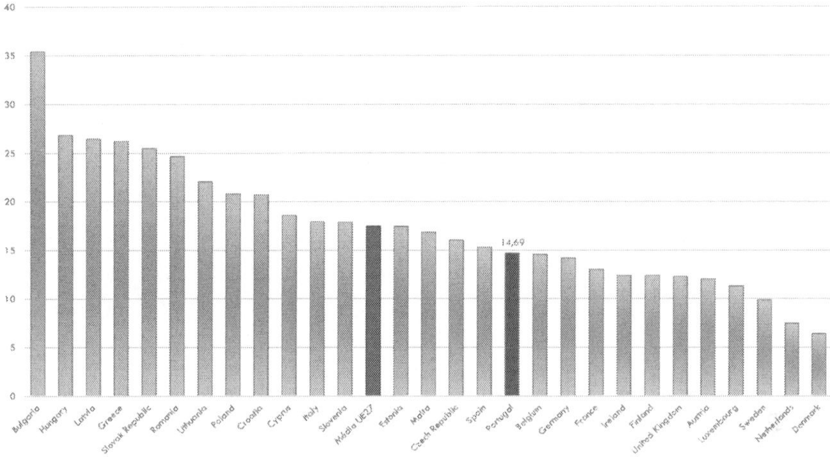

Fonte: OECD. (2020). Pharmaceutical spending (indicator). Doi: 10.1787/998febf6-en (acedido a 12/10/2020).

Segundo estes dados, países como a Dinamarca, a Holanda e a Suécia têm a menor despesa em medicamentos no total da despesa em saúde. Esta percentagem não tem necessariamente a ver com a riqueza do país, mas com o valor que é alocado ao medicamento, o que significa que estes países estão a alocar um valor superior a outras áreas da saúde e, eventualmente, a investir mais em áreas de promoção da saúde ou cuidados paliativos. A Bulgária, a Hungria, a Letónia, a Grécia e a República da Eslováquia são os países que gastam mais com medicamentos.

Relativamente à despesa em medicamentos em percentagem do PIB, Portugal regista atualmente um valor de 1,4%. Países como a Dinamarca e a Holanda, por exemplo, têm valores inferiores (abaixo de 1,0%). Uma vez que o preço dos medicamentos não possui uma diferença assim tão elevada entre os diferentes países europeus, é a quantidade utilizada que pode diferir muito e influenciar estes valores.

Como se atua então nesta despesa que, para o PIB português, é elevada? Através da introdução de medidas com especial incidência no regime de preços e comparticipações e investindo na área dos medicamentos genéricos e biossimilares. Uma das principais medidas estabelecidas no período da Troika (2011-2014) incidiu no regime de formação de preços. Além da alteração do regime de formação do preço dos medicamentos comparticipados sujeitos e não sujeitos a receita médica (2012), o Preço de Venda ao Público (PVP) do primeiro medicamento genérico de um dado grupo fármaco-terapêutico passou a ser igual ou inferior a 50% do preço do produto de marca com o mesmo princípio ativo.

Foram também alteradas as margens de comercialização, com a adoção de remuneração regressiva nas farmácias comunitárias (margem de valor fixo por medicamento que reduz à medida que o preço é mais elevado) e, em 2013, introduziu-se a exigência de países de referência para o estabelecimento de preços no mercado hospitalar. Estas medidas estiveram na origem da redução significativa de despesa em medicamentos assinalada acima.

Outro mecanismo muito utilizado nos últimos dez anos é o Sistema de Preços de Referência (SPR), que não tem a ver com os países de referenciação internacional e se aplica à comparticipação dos medicamentos dispensados em farmácia comunitária, sempre que um medicamento passa a ter um genérico.

O SPR estabelece um valor máximo a ser comparticipado (preço de referência) para cada grupo homogéneo de medicamentos e corresponde à média dos cinco PVP mais baixos nesse grupo, não podendo ultrapassar o preço do genérico mais caro. Este mecanismo é também um incentivo à opção pelos medicamentos mais baratos e depende muito das farmácias e dos prescritores darem essa possibilidade ao utente.

A promoção dos genéricos e biossimilares tem sido também uma política muito utilizada, para promover alguma sustentabilidade do sector. Mais recentemente tem-se investido mais na política dos medicamentos biossimilares, porque tem crescido a sua introdução em áreas importantes do sistema de prestação de cuidados de saúde, nomeadamente na artrite reumatoide e na oncologia.

De acordo com dados de novembro de 2020 relativamente à quota destes medicamentos nos hospitais do SNS, verifica-se que, com a introdução de alguns biossimilares, se conseguiram reduções de custo elevadas que permitiram não só uma poupança, mas também um aumento da utilização por melhoria da acessibilidade (Figura 4).

FIGURA 3: Quota de medicamentos biossimilares nos hospitais do SNS em novembro de 2020

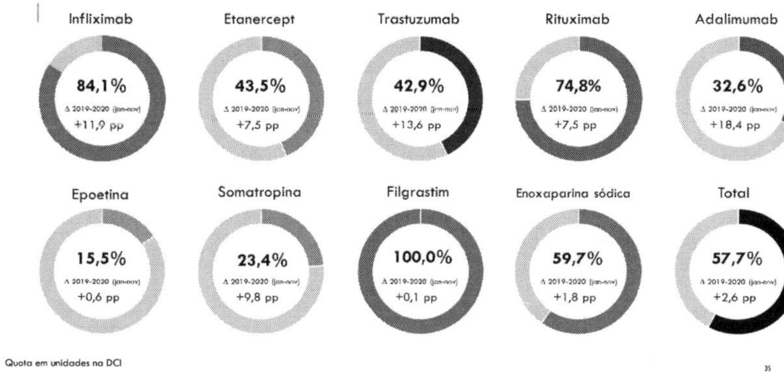

Fonte: INFARMED, Meio Hospitalar, Monitorização do Consumo de Medicamentos, 2020.

FIGURA 4: Poupanças com biossimilares

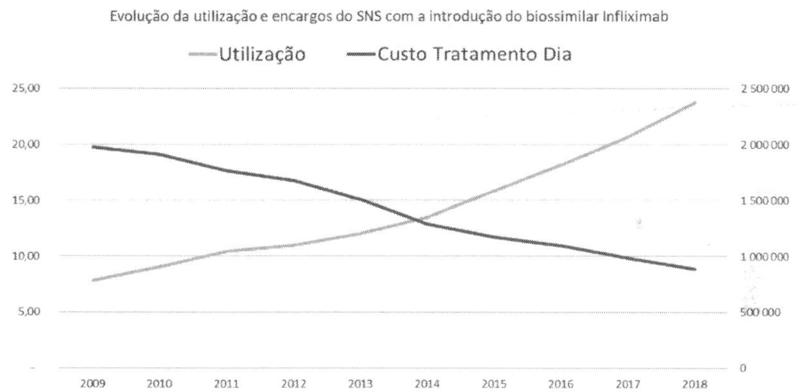

Fonte: INFARMED.

Porém, a distribuição das quotas de medicamentos genéricos e biossimilares são ainda muito assimétricas entre hospitais e a nível regional.

Figura 5: Quota de medicamentos genéricos em Portugal Continental

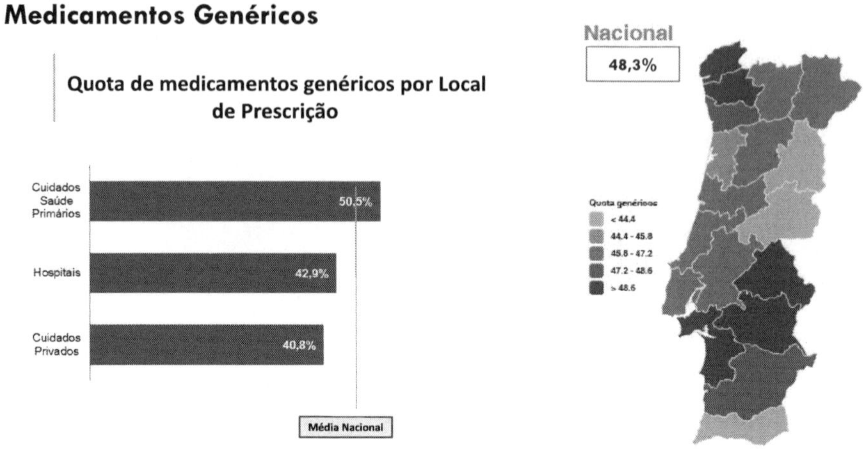

Fonte: INFARMED, Meio Ambulatório, Monitorização do Consumo de Medicamentos, 2020.

Os cuidados de saúde primários têm uma quota de genéricos mais elevada (50,5%), os hospitais públicos registam valores inferiores e os cuidados privados ainda menores, com uma quota de 40,8%. A nível regional, verifica-se que o Alentejo é a região com uma quota de genéricos mais elevada.

Além das medidas referidas para conter a despesa pública, existe um acordo, desde 2015, entre a associação que representa a indústria farmacêutica em Portugal, a APIFARMA, e o Ministério da Saúde, que prevê uma contribuição por parte das empresas, sob a forma de notas de crédito aos hospitais, com base nas vendas que efetuam e que tem permitido atenuar um pouco os montantes gastos.

É necessária uma maior racionalidade na prescrição

Um terceiro eixo da política do medicamento, e não menos importante, é a qualidade da prescrição e a utilização adequada dos medicamentos.

Tomemos como exemplo a área dos antidiabéticos orais. São utilizados por muitos portugueses, sobretudo a partir dos 50 anos, e o aumento da sua despesa tem sido um dos principais responsáveis pelo crescimento dos gastos públicos em medicamentos em ambulatório. Comparando os padrões de prescrição entre diferentes países europeus, é percetível que existem várias diferenças relativamente aos medicamentos para diabetes tipo 2 e que importaria ter em consideração a racionalidade terapêutica seguida por alguns. Por exemplo, enquanto a Dinamarca, a Inglaterra e a Holanda utilizam a Meformina e também as Sulfonilureias numa maior proporção, em Portugal e Espanha têm mais peso os inibidores das DPP4 e das Biguanidas, que são, assim, os principais responsáveis pela despesa em antidiabéticos.

Desta forma, é possível constatar que um padrão de prescrição não totalmente adequado tem reflexo na despesa com medicamentos. Se o padrão de prescrição em Portugal fosse similar ao que existe em Inglaterra, a poupança anual que poderíamos ter seria de cerca de 70 milhões de euros. Um valor considerável, tratando o mesmo número de indivíduos.

Mas Portugal regista também sinais de evolução positivos, nomeadamente na utilização de antibióticos, onde os valores nacionais não eram bons há cinco anos. Neste período, tem sido possível conseguir uma diminuição significativa, ao nível hospitalar e de ambulatório, o que significa que se tem conseguido obter resultados positivos quanto à melhoria da qualidade de prescrição de antibióticos.

As decisões inclusivas são cada vez mais importantes

Dos processos descritos acima ressaltam alguns desafios que, no futuro, a política do medicamento de cada país, e também a nacional, deverá ter cada vez mais em atenção. Um dos mais importantes é a necessidade de decisões participadas e inclusivas, envolvendo os doentes. Não é transferir para os doentes decisões técnicas, mas potenciar a sua participação nos processos para que os técnicos percebam se o que estão a tentar fazer, com vista a obter um benefício para o utente, é de facto percecionado como um benefício pelo próprio.

O aumento da cooperação europeia e a promoção de uma política do medicamento mais baseada na evidência e suportada em várias fontes de dados disponíveis no sistema de saúde português são igualmente caminhos futuros que se deverão consolidar, para que a política do medicamento possa cumprir cabalmente os seus objetivos.

11. Recursos humanos da saúde — a gestão diária num sistema pouco flexível

Maria Adelaide Canas
Diretora de Recursos Humanos do Centro Hospitalar Universitário Lisboa Central, EPE

Quando se referem os recursos humanos na saúde em Portugal, há que fazer uma primeira grande ressalva. Só existem dados sistematizados relativos ao Serviço Nacional de Saúde (SNS) e não é possível saber, de uma forma global e direta, quais são os recursos humanos que estão no sector privado ou no social.

O SNS nasceu em 1979, através da Lei n.º 56/79, de 15 de setembro, tendo como modelo o National Health Service britânico, com uma estrutura de cuidados de saúde primários que asseguraria a avaliação primária dos doentes e a referenciação, quando necessária, para os cuidados hospitalares.

Entre 1979 e a atualidade, essa estrutura sofreu diversas alterações e a atual Lei de Bases da Saúde (Lei n.º 95/2019, de 4 de setembro) dá corpo a um modelo de cuidados de saúde bastante diferente. Os cuidados de saúde primários passaram a ser muito mais do que a porta de entrada no sistema. Hoje, este nível de cuidados tem uma estrutura de apoio familiar, de prevenção da doença e um estatuto próprio. A Lei de Bases da Saúde prevê a articulação entre estabelecimentos de prestação de cuidados, com uma intervenção direta do Estado na sua organização. Presentemente, o SNS é uma estrutura mista de cuidados de saúde primários, hospitalares e continuados que funcionam em articulação.

Quadro 1: Distribuição de recursos humanos do SNS por áreas de intervenção entre 2016 e 2021

Área de Intervenção	2016	2017	2018	2019	2020	2021
Cuidados de Saúde Primários	24 204	24 389	25 077	25 382	27 182	28 017
Cuidados de Saúde Primários /Cuidados Hospitalares	13 721	14 034	14 301	14 725	16 059	16 235
Cuidados Hospitalares	82 525	83 716	85 679	89 229	94 992	96 793
Cuidados Pré-Hospitalares	1 270	1 302	1 333	1 315	1 408	1 407
Serviços Centrais	2 247	2 232	2 252	2 276	2 329	2 370
Total Geral	**123 967**	**125 673**	**128 642**	**132 927**	**141 970**	**144 822**

Fonte: BIRH e portal da transparência (dados reportados a junho em 2021, não incluindo o hospital de Braga, EPE).

Ao longo deste período, a estrutura de recursos humanos sofreu bastantes alterações, fruto das várias modificações na organização dos cuidados que, entretanto, se concretizaram, mas igualmente da evolução das competências e diferenciação de algumas profissões. As mudanças na organização do SNS refletiram-se também nas necessidades de recursos humanos e na estruturação das suas carreiras.

A estrutura dos recursos humanos do SNS assenta numa organização em carreiras, maioritariamente com desenvolvimento vertical (com várias categorias), incluindo-se aqui a carreira médica, a de enfermagem, a dos técnicos superiores de diagnóstico e terapêutica, a dos técnicos superiores de saúde e a farmacêutica, grupos profissionais do SNS que, na perceção pública, se relacionam mais com a prestação direta de cuidados. Existe, no entanto, toda uma panóplia de profissionais que inclui, por exemplo, os assistentes operacionais, assistentes técnicos, técnicos superiores e administradores hospitalares, alguns dos quais estão também diretamente envolvidos na prestação de cuidados, outros suportam essa prestação, através do apoio aos doentes ou aos demais profissionais.

Por outro lado, o grupo profissional dos assistentes operacionais engloba uma diversidade de profissões. Não são apenas os auxiliares de ação médica, como anteriormente eram designados, que aqui se integram, mas também profissionais que exercem funções como operários ou motoristas.

Daqui decorre o facto de as unidades de saúde, de todas as tipologias, precisarem de uma quantidade substancial de profissões para funcionarem e não apenas dos profissionais diretamente associados à prestação de cuidados aos doentes. Os que não têm essa competência direta apoiam os que o fazem.

Um exemplo recente desta interligação registou-se no início da pandemia da covid-19, quando uma das questões mais prementes que se colocaram foi conseguir os equipamentos de proteção individual que permitissem aos profissionais envolvidos na prestação de cuidados tratar os doentes em segurança. Neste contexto, a capacidade de resposta dos serviços responsáveis por estas aquisições ganhou uma extrema relevância.

É, assim, essencial a noção da multiplicidade de categorias profissionais que trabalham nas unidades de saúde do SNS e a forma como o seu trabalho concorre para que todos os doentes sejam cuidados.

Atualmente, há uma discussão permanente em torno do número de profissionais de saúde existentes no SNS e se esse número corresponde àquilo que será necessário para a dispensa de cuidados de saúde de qualidade às populações, sobretudo quando existe uma exposição mediática permanente em torno destas questões.

Quanto às carências e necessidades dos recursos humanos em saúde, existem diversos indicadores, estudos e opiniões sobre o tema. Uma forma de colocar esta questão é avaliar quantos doentes ficam por tratar dentro de um período de tempo considerado adequado ao seu caso e qual a demora no seu tratamento. Em qualquer dos casos, é importante verificar se as carências são temporárias ou se, pelo contrário, decorrem de uma insuficiência estável de recursos. Caso o número de doentes seja habitualmente superior à capacidade instalada, há claramente insuficiência de recursos e o reforço através do recrutamento de meios adicionais é indispensável para evitar esse efeito. Pelo contrário, se se trata de uma questão pontual ou limitada no tempo, o ideal é o recurso a mecanismos de reforço temporários e o recrutamento de mais meios tem, igualmente, de acompanhar essa tendência temporária.

Ora, uma das dificuldades a obviar é raramente existir capacidade de previsão por parte das instituições do SNS relativamente aos doentes que recebem em cada dia, sobretudo em urgência, a que acresce a pouca flexibilidade em aumentar, instantaneamente, os recursos humanos disponíveis.

Há, também, que ter em consideração que os recursos humanos nos hospitais e nos centros de saúde não são estáveis. É possível uma instituição contratar dezenas de profissionais num dado período e enfrentar uma carência de recursos pouco tempo depois, porque, entretanto, foram vários os que saíram.

E, no que respeita aos recursos humanos em saúde, não é possível considerar que existe uma capacidade de reposição permanente porque a contratação de novos profissionais implica, em regra, um período de formação ou adaptação às funções que vão exercer, no âmbito daquela unidade de saúde.

Por exemplo, quando, entre 2016 e 2018, a generalidade dos profissionais do SNS passou a prestar 35 horas semanais, a manutenção da atividade obrigou, num primeiro momento, ao aumento do tempo de trabalho extraordinário dos efetivos existentes e, posteriormente, ao seu reforço.

Ainda assim, no período considerado (2016–2021), verificou-se um aumento consistente de efetivos no SNS, com especial relevância em 2020 e 2021 atenta a situação de pandemia.

Quadro 2: Distribuição e variação de recursos humanos do SNS por grupos profissionais entre 2016 e 2021

Grupos Profissionais	2016	2017	2018	2019	2020	2021	2021/2016	
							N.º	%
Assistentes Operacionais	24 918	24 842	25 143	26 347	29 560	30 062	5 144	21%
Assistentes Técnicos	15 866	15 773	15 910	16 305	17 276	17 564	1 698	11%
Enfermeiros	40 593	41 523	42 754	44 488	47 644	47 949	7 356	18%
Médicos Internos	8 320	8 794	8 896	9 165	9 088	10 426	2 106	25%
Médicos S/Internos	17 879	18 299	18 892	19 191	19 824	19 803	1 924	11%
Outros	2 864	2 820	2 996	2 997	3 069	3 089	225	8%
TS/TSS/Farmacêuticos	5 703	5 812	5 919	6 094	6 408	6 604	901	16%
TSDT	7 824	7 810	8 132	8 340	9 101	9 325	1 501	19%
Total Geral	**123 967**	**125 673**	**128 642**	**132 927**	**141 970**	**144 822**	**20 855**	**17%**

Fonte: BIRH e portal da transparência (dados reportados a junho em 2021, não incluindo o hospital de Braga, EPE).

A distribuição e a evolução dos recursos variaram, de forma diversa, em cada região, com um maior aumento de recursos na região Norte, conforme podemos verificar no Quadro 3.

QUADRO 3: Variação e distribuição de efetivos do SNS por grupos profissionais e região entre 2016 e 2021

Região/Grupo Profissional	2016	2017	2018	2019	2020	2021	2021/2016	
							N.º	%
Alentejo	**6 385**	**6 380**	**6 530**	**6 716**	**7 200**	**7 312**	**927**	**15%**
AO	1 419	1 384	1 396	1 456	1 643	1 674	255	18%
AT	967	967	972	996	1 056	1 065	98	10%
Enfermeiros	2 134	2 179	2 257	2 344	2 478	2 486	352	16%
Médicos Internos	296	275	297	294	302	335	39	13%
Médicos S/Internos	700	709	718	710	728	717	17	2%
Outros	138	140	147	143	147	145	7	5%
TS/TSS/Farmacêuticos	273	263	271	273	292	311	38	14%
TSDT	458	463	472	500	554	579	121	26%
Algarve	**5 821**	**5 867**	**5 897**	**6 114**	**6 576**	**6 800**	**979**	**17%**
AO	1 266	1 234	1 195	1 247	1 414	1 490	224	18%
AT	814	815	802	829	931	928	114	14%
Enfermeiros	1 944	1 982	2 023	2 110	2 225	2 242	298	15%
Médicos Internos	316	322	337	365	339	405	89	28%
Médicos S/Internos	694	723	745	742	767	788	94	14%
Outros	72	76	78	78	81	83	11	15%
TS/TSS/Farmacêuticos	286	292	288	309	325	340	54	19%
TSDT	429	423	429	434	494	524	95	22%
Centro	**24 103**	**24 686**	**25 203**	**26 131**	**27 673**	**28 130**	**4 027**	**17%**
AO	4 915	5 057	5 104	5 397	5 997	6 066	1 151	23%
AT	3 018	3 032	3 052	3 139	3 162	3 167	149	5%
Enfermeiros	8 414	8 646	8 843	9 181	9 880	10 000	1 586	19%
Médicos Internos	1 580	1 710	1 706	1 771	1 799	2 048	468	30%
Médicos S/Internos	3 473	3 504	3 661	3 708	3 772	3 724	251	7%
Outros	305	291	313	328	330	343	38	12%
TS/TSS/Farmacêuticos	920	958	977	1 009	1 025	1 042	122	13%
TSDT	1 478	1 488	1 547	1 598	1 708	1 740	262	18%
Lisboa e Vale do Tejo	**43 018**	**43 392**	**44 373**	**45 833**	**48 252**	**49 429**	**6 411**	**15%**
AO	9 001	8 948	9 008	9 388	10 352	10 629	1 628	18%
AT	5 365	5 248	5 346	5 529	5 898	6 107	742	14%
Enfermeiros	14 002	14 156	14 593	15 215	15 872	15 805	1 803	13%
Médicos Internos	3 112	3 273	3 299	3 375	3 311	3 878	766	25%
Médicos S/Internos	6 248	6 489	6 638	6 729	6 896	6 909	661	11%
Outros	559	562	602	614	612	610	51	9%
TS/TSS/Farmacêuticos	1 676	1 691	1 746	1 773	1 844	1 948	272	16%
TSDT	3 055	3 025	3 141	3 210	3 467	3 543	488	16%
Organismos centrais	**3 517**	**3 534**	**3 585**	**3 591**	**3 737**	**3 777**	**260**	**7%**
AO	216	213	212	188	201	201	-15	-7%
AT	559	532	527	531	520	522	-37	-7%
Enfermeiros	201	258	257	265	295	305	104	52%
Médicos Internos	1	2					-1	-100%
Médicos S/Internos	64	62	61	64	65	66	2	3%
Outros	1 341	1 302	1 371	1 334	1 368	1 371	30	2%
TS/TSS/Farmacêuticos	911	940	926	974	1 045	1 071	160	18%
TSDT	224	225	231	235	243	241	17	8%
Norte	**41 123**	**41 814**	**43 054**	**44 542**	**48 532**	**49 374**	**8 251**	**20%**
AO	8 101	8 006	8 228	8 671	9 953	10 002	1 901	23%
AT	5 143	5 179	5 211	5 281	5 709	5 775	632	12%
Enfermeiros	13 898	14 302	14 781	15 373	16 894	17 111	3 213	23%
Médicos Internos	3 015	3 212	3 257	3 360	3 337	3 760	745	25%
Médicos S/Internos	6 700	6 812	7 069	7 238	7 596	7 599	899	13%
Outros	449	449	485	500	531	537	88	20%
TS/TSS/Farmacêuticos	1 637	1 668	1 711	1 756	1 877	1 892	255	16%
TSDT	2 180	2 186	2 312	2 363	2 635	2 698	518	24%
Total Geral	**123 967**	**125 673**	**128 642**	**132 927**	**141 970**	**144 822**	**20 855**	**17%**

Fonte: BIRH e portal da transparência (dados reportados a junho em 2021, não incluindo o hospital de Braga, EPE).

De notar que os dados não incluem prestadores de serviços, muito relevantes em algumas unidades do SNS, nem outros profissionais que colaboram, de forma permanente ou ocasional, nas atividades dessas mesmas unidades. Nesta matéria da contratação em regime de prestação de serviços, com exceção de 2020, tem existido uma tendência crescente no período considerado.

Quadro 4: Variação e distribuição de efetivos do SNS por região entre 2016 e 2021

Região	2016	2017	2018	2019	2020	2021
Alentejo	73	122	155	158	170	115
Algarve	99	51	156	103	106	89
Centro	351	346	437	434	483	568
Lisboa e Vale do Tejo	1 227	981	1 436	1 387	1 087	1 275
Norte	817	701	1 177	1 867	1 883	1 879
Total Geral	**2 567**	**2 201**	**3 361**	**3 949**	**3 729**	**3 926**

Fonte: Portal da transparência (dados reportados a junho em 2021, não incluindo o hospital de Braga, EPE).

A idade e o absentismo reduzem o número de profissionais disponíveis

A contratação de profissionais não é o único elemento a considerar no que respeita à disponibilidade de recursos.

É igualmente relevante a idade, o absentismo e o trabalho extraordinário, que, respetivamente, condicionam algumas atividades, reduzem e aumentam o número de profissionais ou horas de trabalho disponíveis.

Idade dos profissionais do SNS

No respeitante à idade dos recursos humanos do SNS, a informação mais relevante é o número de médicos com mais de 50 anos. Nesta faixa etária, os médicos ficam dispensados de fazer urgência noturna e, a partir dos 55 anos, de realizar serviço de urgência.

Em 2020, o número de profissionais com idade superior a 50 anos ultrapassava já os 30% do total de efetivos do SNS e no caso dos médicos especialistas 46% do número total.

QUADRO 5: Percentagem de profissionais de saúde do SNS com mais de 50 anos entre 2016 e 2020

Faixa etária	2016	2017	2018	2019	2020
>50	33,2%	34,6%	35,5%	35,7%	34,9%

Fonte: BIRH e portal da transparência.

QUADRO 6: Faixas etárias dos profissionais do SNS por grupos profissionais entre 2016 e 2020

	2016				2017				2018				2019				2020			
Grupo profissional	<30	30-39	40-49	>50	<30	30-39	40-49	>50	<30	30-39	40-49	>50	<30	30-39	40-49	>50	<30	30-39	40-49	>50
AO	1 592	4 399	6 954	11 973	1 469	4 021	6 933	12 419	1 529	3 789	6 986	12 839	1 883	3 851	7 329	13 284	2 840	4 445	8 292	13 983
AT	239	3 193	5 800	6 634	185	2 644	5 873	7 071	168	2 288	5 977	7 477	198	2 058	6 151	7 898	459	2 079	6 479	8 259
Enfermeiros	4 660	16 343	11 331	8 259	4 344	16 497	11 316	9 366	4 460	16 358	11 498	10 438	5 311	15 969	11 906	11 302	7 133	15 934	12 382	12 195
Médicos Internos	5 101	2 995	162	62	5 197	3 345	197	55	5 276	3 350	237	33	5 586	3 294	255	30	5 455	3 347	260	26
Médicos S/Internos	1	4 513	3 319	10 046	1	4 722	3 540	10 036	3	5 336	3 712	9 841	5	5 783	3 842	9 561	7	6 558	4 060	9 199
Outros	160	977	858	869	105	896	899	920	132	857	992	1 015	102	777	1 061	1 057	134	719	1 106	1 110
TS/TSS/Farmacêuticos	218	1 686	2 281	1 518	193	1 533	2 418	1 668	183	1 400	2 505	1 831	205	1 255	2 648	1 986	314	1 223	2 722	2 149
TSDT	663	2 908	2 455	1 798	519	2 870	2 457	1 964	571	2 888	2 507	2 166	615	2 847	2 525	2 353	975	3 011	2 552	2 563
Total Geral	**12 634**	**37 014**	**33 160**	**41 159**	**12 013**	**36 528**	**33 633**	**43 499**	**12 322**	**36 266**	**34 414**	**45 640**	**13 905**	**35 834**	**35 717**	**47 471**	**17 317**	**37 316**	**37 853**	**49 484**

Fonte: BIRH e portal da transparência.

Considerando o peso que, atualmente, o serviço de urgência tem nas unidades hospitalares do SNS, a redução do número de efetivos disponíveis para esta tarefa constitui um sério constrangimento à gestão de recursos humanos.

Absentismo — dias de ausência

Por outro lado, há que ter em consideração que o número de efetivos numa dada instituição não corresponde exatamente ao número de profissionais que estão efetivamente disponíveis e a trabalhar, o que implica uma grande elasticidade na gestão dos recursos disponíveis, em cada momento.

A partir do Quadro 7, é possível verificar que o número de dias de absentismo dos profissionais do SNS é elevado e aumentou significativamente em 2020, o que é parcialmente explicado pela situação de pandemia.

A comparação da evolução do absentismo em Portugal com o que se passa noutros países é difícil, porque a forma como são controladas as ausências é diferente e não existem dados comparáveis.

O absentismo é um tema que suscita grande preocupação e, por esse motivo, na sua análise, há que ter em consideração, designadamente, as alterações legislativas que contribuem para o aumento das ausências. Por exemplo, os direitos de parentalidade foram alargados, nomeadamente, atribuindo mais dias aos pais para a assistência à família.

Não decorre dos números referentes ao absentismo, mas é igualmente relevante o impacto de medidas específicas do SNS, como seja o tema do descanso compensatório dos médicos pelo trabalho noturno, que constitui um elemento relevante na avaliação dos recursos disponíveis.

Quadro 7: Absentismo dos profissionais do SNS registado entre 2016 e 2021

Tipo de ausência	2016	2017	2018	2019	2020	2021
Assistência a familiares	27 403	27 218	30 806	32 641	29 609	24 317
Casamento	17 051	16 004	15 137	15 283	5 131	14 859
Com perda do vencimento	1 250	707	1 344	1 301	9 546	1 682
Cumprimento de pena disciplinar	853	576	793	902	386	871
Doença	1 301 738	1 256 648	1 403 040	1 444 014	2 017 303	2 027 253
Falecimento de familiar	21 485	22 200	23 763	24 120	24 858	30 692
Greve	40 257	50 222	108 287	120 154	37 119	427
Injustificadas	12 221	12 782	20 041	10 728	13 046	13 006
Outras	242 335	207 462	238 146	249 521	134 064	156 608
Por acidente em serviço ou doença profissional	145 187	129 916	127 397	145 851	213 582	260 700
Por conta do período de férias	14 679	13 277	13 478	13 371	9 745	6 632
Proteção na parentalidade	910 121	899 637	961 977	1 025 960	1 297 625	1 174 720
Trabalhador-estudante	26 784	26 248	32 605	36 135	27 075	35 415
Total Geral	**2 761 364,00**	**2 662 897,00**	**2 976 814,00**	**3 119 981,00**	**3 819 089,00**	**3 747 182,00**

Fonte: Portal da transparência (dados reportados a setembro em 2021, sem os hospitais de Braga e de Vila Franca, EPE).

Trabalho extraordinário/suplementar e de prevenção

Atualmente, dos profissionais que trabalham nos hospitais públicos, 50% têm um vínculo laboral público (trabalhadores em funções públicas) e 50% um vínculo laboral privado (trabalhadores com contrato individual de trabalho).

Uma das medidas adotadas durante o período de assistência financeira (entre 2011 e 2014) foi o aumento do Período Normal de Trabalho (PNT) dos trabalhadores em funções públicas de 35 para 40 horas.

Adicionalmente, os valores dos acréscimos devidos pelo trabalho extraordinário e noturno, em dias feriados, ao fim de semana e em dia de descanso semanal foi reduzido em 50%.

Os trabalhadores com vínculo de direito privado realizavam, em geral, um período normal de trabalho de 40 horas.

No SNS, os trabalhadores em funções públicas retomaram o PNT de 35 horas de trabalho semanal em 2016. Entre 2018 e 2019, uma parte muito substancial dos trabalhadores do SNS assumiu o mesmo PNT.

Estas alterações — redução do número de horas do PNT e reposição das percentagens de acréscimo — explicam o aumento contínuo das horas extraordinárias e, em 2020 e 2021, tem de ser já considerado o efeito do combate à pandemia da covid-19, que exigiu muito dos recursos humanos do SNS.

Quadro 8: Horas extra realizadas pelos profissionais do SNS por região entre 2016 e 2021

	Trabalho suplementar (horas)						2021/2019	
Região	2016	2017	2018	2019	2020	2021	N.º	%
Alentejo	327 465,17	263 590,52	277 024,69	397 269,58	486 659,62	687 188,01	289 918,43	89%
Algarve	251 538,18	219 160,79	216 901,24	308 413,62	352 401,69	475 848,55	167 434,93	67%
Centro	904 251,69	882 470,29	969 485,10	1 359 551,24	1 522 714,91	2 298 395,17	938 843,93	104%
Lisboa e Vale do Tejo	1 946 058,87	1 648 259,20	1 661 893,58	2 292 199,47	2 799 585,93	3 479 114,88	1 186 915,41	61%
Norte	1 492 116,93	1 473 437,55	1 610 509,41	2 164 147,88	2 464 302,02	3 202 062,11	1 037 914,23	70%
Total	**4 921 430,84**	**4 486 918,35**	**4 735 814,02**	**6 521 581,79**	**7 688 539,19**	**10 142 608,72**	**3 621 026,93**	**74%**

Fonte: Portal da transparência (dados reportados a setembro em 2021 sem os hospitais de Braga e Vila Franca de Xira, EPE).

Há, igualmente, a assinalar que nem sempre um aumento do número de profissionais numa instituição hospitalar significa uma redução das horas extraordinárias prestadas, o que se explica, sobretudo, pela maior disponibilidade de recursos para o reforço das equipas.

Isso é revelado pelos dados disponíveis, que mostram um aumento significativo do número de horas extraordinárias, com especial incidência entre setembro de 2020 e 2021. Números que também se poderão explicar pela necessidade de assegurar o gozo de férias, acumuladas desde 2020, ou pelo aumento global do absentismo, conforme suprarreferido, o que levou à necessidade de recorrer ao trabalho adicional dos demais trabalhadores ou a um eventual enquadramento diferente do trabalho realizado.

Nestes termos, e em conclusão, o aumento de efetivos e do número de horas de trabalho extraordinário correspondem a um acréscimo efetivo de horas de trabalho disponível nas diversas unidades do SNS.

Entidades do SNS sem flexibilidade para gestão de recursos humanos

Até ao início do século, a gestão dos recursos humanos em saúde era uniforme. Todos os profissionais eram trabalhadores em funções públicas, tinham carreiras específicas, havia uma estrutura hierárquica rígida e tudo funcionava de forma idêntica em qualquer hospital.

No entanto, com a transformação de alguns hospitais em sociedades anónimas, em 2002, e depois, em 2005, em entidades públicas empresariais, foram experimentados meios mais flexíveis de recrutamento e gestão de recursos humanos.

Com a crise económica e a correspondente intervenção externa, a partir de 2011, foram introduzidas medidas mais rígidas que retiraram muita da capacidade de gestão aos órgãos dos hospitais, designadamente quando implicaram uma redução substancial das capacidades de recrutamento e de negociação remuneratória.

Por outro lado, retomou-se uma estrutura de carreiras e foram celebrados vários acordos coletivos de trabalho que uniformizaram consideravelmente o funcionamento da generalidade das unidades do SNS.

A diferença entre as entidades públicas empresariais e os hospitais que integram o sector público administrativo reduziu-se substancialmente e tudo isso determinou que a estrutura de gestão de recursos humanos seja mais rígida, tanto nos hospitais com a natureza de entidade pública empresarial, como nos hospitais do sector público administrativo.

Na gestão de recursos humanos é usual a referência a meios de compensação, remuneratória ou não, pelo desempenho.

A gestão de recursos humanos no sector público, embora tenha sofrido alguma tendencial flexibilização, nomeadamente com a aplicação do Código do Trabalho em algumas matérias, dificilmente terá ao seu dispor meios idênticos aos das unidades ou empresas privadas.

Na verdade, neste momento, não é possível a adoção interna de mecanismos de compensação remuneratória em função do desempenho (salvo as legalmente previstas, como ocorre nas USF), o recrutamento carece, em regra, de autorização tutelar, a política remuneratória é uniforme em todo o SNS e a margem de autonomia dos órgãos de gestão está reduzida.

Tal coloca numerosas dificuldades à capacidade das instituições de manterem os seus trabalhadores, por falta de flexibilidade e capacidade de negociação da estrutura retributiva, sempre sujeita à concorrência de entidades privadas.

No entanto, há que referir que as expectativas dos trabalhadores não são idênticas ao longo do seu percurso profissional. Ademais, a vida profissional, a carreira e a valorização remuneratória não apresentam, atualmente, a mesma relevância de outrora, sendo, igualmente, valorizados o lazer, o tempo de descanso, o tempo disponível para formação ou a capacidade de conciliar a vida profissional com a pessoal.

Estas expectativas são, em muitos momentos, de difícil conciliação em instituições que funcionam 24 horas por dia e 365 dias por ano, como ocorre em quase todas as entidades do SNS.

Por outro lado, muitos profissionais procuram, na sua vida profissional, associar a investigação, o desenvolvimento de projetos e a evolução do conhecimento ao exercício das suas funções.

Todos estes fatores são de extrema importância na aquisição e retenção de conhecimento e, na verdade, podem ser de grande relevância no momento da decisão quanto a ficar ou sair se e quando confrontados com outros projetos de trabalho.

Contudo, o investimento em formação e na melhoria das condições de trabalho, designadamente através da implementação de medidas de humanização ou da procura de atender a algumas expectativas legítimas dos trabalhadores na conciliação da vida profissional com a vida pessoal, poderá melhorar a taxa de rotatividade atualmente muito alta na generalidade das unidades do SNS.

12. As associações de pessoas que vivem com doença (e afins) e a política de saúde — cocriar participação

Sofia Crisóstomo
Cocoordenadora da iniciativa «MAIS PARTICIPAÇÃO melhor saúde»

«Nada para nós, sem nós» é um *slogan* que, nos anos 80/90 do século passado, surgiu muito ligado ao movimento das pessoas com VIH/SIDA[1], mas também das pessoas que vivem com deficiência. Hoje, sustenta uma perspetiva, presente em todas as áreas, das pessoas que vivem com doença: é fundamental que a sua voz seja ouvida sobre as questões que as afetam[2].

Porém, em Portugal, este *slogan* ainda é pouco conhecido fora de círculos mais restritos, normalmente ligados às associações de pessoas que vivem com doença, como, por exemplo, a infecção pelo VIH/Sida, a diabetes, a doença mental, a doença de Alzheimer e outras.

[1] Lessem, E. (2019). Nothing About Us Without Us: Community Engagement in Research to End the Epidemics. *TAGline, 26*(1). Disponível em: www.treatmentactiongroup.org/sites/default/files/tagline_may_2019_lessem_intro.pdf

[2] World Health Organization [Organização Mundial de Saúde]. (2021). *Nothing for us, without us. Opportunities for meaningful engagement of people living with NCDs: meeting report.* Disponível em: https://apps.who.int/iris/bitstream/handle/10665/340737/9789240023321-eng.pdf?sequence=1&isAllowed=y

«Nada para nós, sem nós» sublinha que as decisões de saúde que dizem respeito aos cidadãos que vivem com uma determinada doença devem ser tomadas em parceria com estes. Sejam decisões individuais relativas à promoção da saúde, a tratamentos, às opções de nutrição ou exercício físico, mas também decisões no âmbito da gestão dos cuidados de saúde, a nível hospitalar ou dos cuidados de saúde primários, assim como a nível político, como sejam decisões relacionadas com a definição de programas e medidas nacionais de saúde.

Para que tudo o que está implícito na expressão «Nada para nós, sem nós» seja assumido, há que, primeiro, ter a noção de que as pessoas que vivem com uma doença não se restringem a ser doentes. Além da sua doença, as pessoas gerem também todas as restantes esferas da vida, tal como quem vive sem uma doença, nomeadamente, a família, as amizades e área escolar ou do trabalho, entre outras.

Esta noção é determinante na forma como se encara a representação das pessoas que vivem com uma doença que condiciona as oportunidades para a sua participação e a das organizações que as representam, apesar de esta já estar legalmente consagrada como um direito na Carta para a Participação Pública em Saúde (Lei n.º 108/2019, de 9 de setembro).

A capacidade e oportunidade de participação começam nas associações de pessoas que vivem com doença, que, idealmente, devem ter assento nos seus órgãos sociais. Quando isso não é possível, por exemplo, devido ao grau de severidade da doença, as associações normalmente integram pais, familiares, amigos ou pessoas interessadas nos seus órgãos sociais. Em algumas áreas, seja pelo estigma associado à doença ou porque, como no caso de alguns cancros, a sobrevida é muito curta, são principalmente familiares ou profissionais de saúde que integram as associações de defesa dos direitos das pessoas com doença. Porém, na impossibilidade de envolver diretamente quem vive com doença nos órgãos sociais, o objetivo das associações deve ser sempre o de auscultar amplamente as pessoas afetadas relativamente à vida da associação e à representação dos seus próprios interesses.

Tome-se como exemplo o Estatuto do Cuidador Informal, aprovado pela Lei n.º 100/2019, de 6 de setembro, que estabelece que a pessoa cuidada tem direito a ser envolvida, sempre que possível, nas decisões que lhe dizem respeito, respeitando a sua autonomia, independentemente da sua funcionalidade e grau de dependência. O objetivo é dar voz e poder de decisão às pessoas. Todavia, em determinados fóruns, é ainda frequente que seja um profissional de saúde ou uma pessoa de notoriedade social reconhecida a representar as pessoas que vivem com uma dada doença. Nestes casos, importaria que, além desse representante, se procedesse igualmente a uma auscultação direta das pessoas representadas, sob risco de essa representação não ser suficientemente relevante ou efetiva.

Ouvir a associação e ouvir a pessoa

A participação dos cidadãos que vivem com doença e das organizações que os representam pode existir a três níveis: individual, institucional e político[3]. Por participação pública entende-se a participação das pessoas nas decisões coletivas — nível institucional e/ou político — quer através de organizações representativas, como associações de pessoas que vivem com doença, quer, diretamente, a título individual.

Em Portugal, em termos institucionais, ainda se dá quase exclusivamente preferência à participação das organizações em detrimento do indivíduo, existindo poucos fóruns de auscultação direta dos cidadãos. Tal constitui uma barreira à participação, sobretudo tendo em consideração que, apesar do meritório e reconhecido trabalho que fazem, o número de associados que integram, nomeadamente, a lista das associações reconhecidas pela Direção-Geral da Saúde (DGS) é muito reduzido face àquilo que é o universo das pessoas afetadas pelas respetivas doenças no país.

É assim fundamental que, mesmo envolvendo uma dada associação, sejam criados espaços de auscultação individual dos cidadãos que vivem com doença, por exemplo, através de auscultação pública ou fóruns de discussão, mesmo que virtuais, alargando e diversificando os espaços de decisão[4].

A referência à importância da participação pública na saúde começa na Conferência Internacional sobre Cuidados Primários de Saúde, realizada pela Organização Mundial de Saúde (OMS) em Alma-Ata,

[3] Direção-Geral da Saúde. (2012). *Plano Nacional de Saúde 2012-2016*. Lisboa: Direção-Geral da Saúde.

[4] MAIS PARTICIPAÇÃO melhor saúde. (2016). Carta para a Participação Pública em Saúde. Disponível em: http://www.participacaosaude.com/carta-participacao-publica-em-saude

em 1978, cuja declaração final refere que as pessoas têm o direito e o dever de participar, individual ou coletivamente, no planeamento e implementação dos cuidados de saúde[5]. Desde essa altura, a OMS tem vindo a salientar a importância do envolvimento dos cidadãos e das comunidades na gestão e organização dos próprios serviços de saúde[6].

A nível político, são várias as dimensões da participação, começando pelo próprio processo legislativo, como foi recentemente o caso do Estatuto do Cuidador Informal (Lei n.º 100/2019, de 6 de setembro) ou da Lei de Bases da Saúde (Lei n.º 95/2019, de 4 de setembro), duas iniciativas legislativas com grande envolvimento das organizações da sociedade civil.

A participação a nível político, no âmbito da Comissão Parlamentar de Saúde, pode concretizar-se também através do pedido de audiências, que podem desencadear perguntas dos deputados ao Governo, ou da participação nas audições públicas que a Comissão promove.

Ao nível do Plano Nacional de Saúde, o principal documento orientador da política de saúde em Portugal, que é da responsabilidade da DGS, a participação também tem ocorrido, embora de forma insuficiente[7].

[5] Organização Mundial de Saúde [World Health Organization]. (1978). Declaration of Alma-Ata. *International Conference on Primary Health Care, 6-12 September*, Alma-ata, USSR, World Health Organization. Disponível em: www.who.int/publications/almaata_declaration_en.pdf?ua=1

[6] Organização Mundial de Saúde [World Health Organization]. (2021). *Nothing for us, without us. Opportunities for meaningful engagement of people living with NCDs: meeting report.* Disponível em: https://apps.who.int/iris/bitstream/handle/10665/340737/9789240023321-eng.pdf?sequence=1&isAllowed=y

Organização Mundial de Saúde [World Health Organization Regional Office for Europe]. (2002). *Community participation in local health and sustainable development: approaches and techniques.* Disponível em: www.who.int/iris/handle/10665/107341

Kickbusch, I., e Gleicher, D. (2012). *Governance for Health in the 21st Century.* Copenhaga: WHO Regional Office for Europe. Disponível em: www.euro.who.int/__data/assets/pdf_file/0019/171334/RC62BD01-Governance-for-Health-Web.pdf

Organização Mundial de Saúde [World Health Organization]. (2016). *Framework on integrated people-centred health services: report by the Secretariat.* Relatório apresentado na World Health Assembly 69. Disponível em: http://apps.who.int/gb/ebwha/pdf_files/WHA69/A69_39-en.pdf?ua=1&ua=1

Greer, S. L., Wismar, M., Pastorino, G., e Kosinska, M. (2017). *Civil society and health: contributions and potential.* Relatório da World Health Organization (Health Policy Series Report N.º: 48). Disponível em: https://apps.who.int/iris/bitstream/handle/10665/326290/9789289050432-eng.pdf?sequence=1&isAllowed=y

[7] Organização Mundial de Saúde [WHO Europe]. (2010). *WHO Evaluation of the National Health Plan of Portugal 2004–2010.* Copenhaga: World Health Organization Regional Office

Há outras dimensões de participação, ao nível do Orçamento do Estado para a Saúde e nas políticas locais de Saúde, que, teoricamente, estão consensualizadas, mas nas quais a experiência em Portugal é ainda muito incipiente. Excetua-se o caso de Cascais, detalhado mais à frente.

Destaca-se ainda a importância do envolvimento das pessoas que vivem com doença na investigação e no acesso a novos medicamentos e a outras tecnologias de saúde[8], onde se têm verificado avanços significativos a nível internacional, mas que em Portugal é também ainda muito limitada.

Participação: direito ou boa vontade?

A primeira revisão da Constituição nacional, em 1982 (Lei Constitucional n.º 1/82, de 30 de setembro), consagrou, no artigo 64.º, que o «serviço nacional de saúde tem gestão descentralizada e participada». Esta alteração foi um reflexo da Declaração de Alma-Ata, mas, no que respeita à gestão do Serviço Nacional de Saúde (SNS) e das unidades que o constituem, a participação das pessoas que vivem com doença está, ainda hoje, muito longe de ser uma realidade[9].

Outros artigos da Constituição enquadram a participação enquanto princípio fundamental do Estado de direito democrático que visa o «aprofundamento da democracia participativa» (artigo 2.º) e tem como uma das suas tarefas «assegurar e incentivar a participação democrática dos cidadãos na resolução dos problemas nacionais» (artigo 9.º). É necessário desenvolver estes princípios constitucionais também na saúde.

Desde 2004, o Plano Nacional de Saúde, elaborado pela DGS, estabelece a participação dos cidadãos como estratégia-chave para alcançar

for Europe. Disponível em: http://www.euro.who.int/__data/assets/pdf_file/0003/83991/E93701.pdf

Organização Mundial de Saúde [WHO Europe]. (2018). *Health System Review. Portugal. Phase 1 Final Report.* Disponível em: www.sns.gov.pt/wp-content/uploads/2018/04/PortugalReviewReport_Printers_03April2018-2.pdf

[8] Crisóstomo, S., e da Costa, F. A. (2020). Public Participation in Access to Medicines. In Z-U-D. Babar (org.), *Global Pharmaceutical Policy* (pp. 261–291). Singapura: Palgrave Macmillan. Disponível em: http://link.springer.com/10.1007/978-981-15-2724-1_10

[9] Serapioni, M. (2016). A participação pública no sistema de saúde português: a experiência dos Conselhos de comunidade. *O público e o privado, 27*(janeiro–junho), 137–152.

melhores resultados em saúde[10], prevendo-se, como objetivos a promover[11], a participação a nível individual (micro), institucional (meso) e político (macro) e a promoção da participação ativa das organizações representativas dos interesses dos cidadãos.

A própria Lei das Associações de Defesa dos Utentes de Saúde (Lei n.º 44/2005, de 29 de agosto) estabelece que é um direito das associações participarem em processos legislativos referentes à política de saúde, em consultas e audições públicas e na elaboração e no acompanhamento das estratégias, planos e programas nacionais de saúde. É, assim, uma obrigação que o Estado tem de garantir.

Também na Lei de Bases da Saúde (Lei n.º 95/2019, de 4 de setembro) se prevê a participação das pessoas, a título individual ou através de entidades constituídas para o efeito, «nos processos de tomada de decisão em saúde e na gestão participada das instituições do SNS» (Base 2) e na «definição, acompanhamento e avaliação da política de saúde». Salienta-se que a Lei de Bases da Saúde prevê, expressamente, não apenas a consulta pública, mas antes um envolvimento contínuo, desde a fase inicial de definição dos planos, programas ou outros documentos até à sua implementação e posterior monitorização e avaliação. A Lei n.º 108/2019, de 9 de setembro, aprovou a Carta Para a Participação Pública em Saúde (www.participacaosaude.com), onde são mencionados os princípios gerais que devem presidir ao envolvimento e alguns exemplos de espaços que podem ser criados para a participação dos cidadãos, individual ou coletivamente organizados.

As referências à participação individual e coletiva surgem em vários outros documentos legais, embora, na prática, se assista sobretudo ao envolvimento de organizações e não de indivíduos. O envolvimento individual tem-se reduzido, maioritariamente, a inquéritos para recolha de informação, que, tal como explicitado no Plano Nacional de Saúde[12], constituem um nível baixo de participação.

[10] Direção-Geral da Saúde. (2004). *Plano Nacional de Saúde 2004-2010: mais saúde para todos.* Lisboa: Direção-Geral da Saúde.

[11] Direção-Geral da Saúde. (2012). *Plano Nacional de Saúde 2012-2016.* Lisboa: Direção-Geral da Saúde.

[12] *Ibidem.*

A literacia como argumento de exclusão

Ao consagrar a participação, a Lei de Bases da Saúde associa-a à promoção da literacia. No ponto 1 da Base 5 lê-se que o «Estado promove a participação das pessoas na definição, acompanhamento e avaliação da política de saúde, promovendo a literacia para a saúde».

Esta frase pode ser entendida como se a literacia em saúde fosse uma condição para participar. No entanto, quando o que está em causa é a participação e a representação, é fundamental ter em consideração que as pessoas que vivem com doença têm uma experiência de vida com essa doença e de utilização dos serviços de saúde[13]. E se o seu nível de literacia de base é baixo, não são menos importantes as barreiras que enfrentam quando pretendem aceder aos serviços de saúde ou gerir diariamente a sua doença.

São exatamente as pessoas que têm menos literacia para a saúde que importa envolver mais nestes processos de decisão, porque é sobretudo a elas que as instituições e decisores políticos têm de chegar para perceberem quais os entraves ao acesso que enfrentam, ou que tipo de linguagem deve ser utilizada para que seja suficientemente acessível e compreensível por todos.

[13] Van De Bovenkamp, H. M., Trappenburg, M. J., e Grit, K. J. (2010). Patient participation in collective healthcare decision making: the Dutch model. *Heal Expectations, 13*(1), 73–85. Disponível em: http://doi.wiley.com/10.1111/j.1369-7625.2009.00567.x
Scutchfield, F. D., Hall, L., e Ireson, C. L. (2006). The public and public health organizations: Issues for community engagement in public health. *Health Policy, 77*(1), 76–85. Disponível em: http://linkinghub.elsevier.com/retrieve/pii/S0168851005001922
Nordin, I. (2000). Expert and non-expert knowledge in medical practice. *Med Health Care Philos., 3*(3), 297–304. Disponível em: http://www.ncbi.nlm.nih.gov/pubmed/11200030
Telford, R., Beverley, C. A., Cooper, C. L., e Boote, J. D. (2002). Consumer involvement in health research: fact or fiction? *British Journal of Clinical Governance, 7*(2), 92–103. Disponível em: http://www.emeraldinsight.com/doi/10.1108/14664100210427606
Broerse, J. E. W., Elberse, J. E., Caron-Flinterman, J. F., e Zweekhorst, M. B. M. (2010). Enhancing a transition towards a needs-oriented health research system through patient participation. In J. E. W. Broerse, e J. F. G. Bunders (orgs.), *Transitions in Health Systems: Dealing with Persistent Problems* (pp. 181–205). Amesterdão: VU University Press.
European Medicines Agency. (2011). *The role of patients as members of the EMA Human Scientific Committees* (EMA/351803/2010). Disponível em: www.ema.europa.eu/docs/en_GB/document_library/Other/2011/12/WC500119614.pdf

Esta perspetiva não contradiz a necessidade de existir um nível de literacia para a saúde mais elevado quando se considera a participação em processos como, por exemplo, a investigação ou a avaliação de medicamentos. O essencial é definir previamente o que se pretende saber e/ou fazer e quem melhor pode informar o processo de tomada de decisão. Por exemplo, se alguém pretender elaborar um novo folheto informativo para os seus utentes, basta ir a uma sala de espera e testá-lo com as pessoas que ali estão. Só assim perceberá, realmente, se a linguagem utilizada é percebida pelo público a que se destina, se a informação é útil ou se as pessoas gostavam de ver respondidas outras questões. Melhor ainda é envolver os utentes na definição dos próprios conteúdos do folheto, ainda antes de iniciar a sua elaboração, e depois testá-lo com os mesmos.

Quando se envolve o público desde o início, percebe-se a vantagem de o fazer e o impacto na qualidade do trabalho realizado e na satisfação das pessoas e dos profissionais. A OMS[14] destaca, precisamente, a importância do envolvimento precoce e em todas as fases dos processos de decisão na área da Saúde, quer se trabalhe diretamente com os utentes quer em áreas mais estratégicas ou de gestão. A OMS[15] ressalta ainda a participação como um dos cinco pilares da governança, tendo em vista o fortalecimento da tomada de decisão e sua implementação. Para uma boa governança, as decisões na saúde devem ser tomadas numa perspetiva de coprodução, com partilha de decisão, quer entre sectores e níveis de cuidados quer entre profissionais de saúde e utentes.

[14] Organização Mundial de Saúde [WHO Europe]. (2010). *WHO Evaluation of the National Health Plan of Portugal 2004–2010*. Copenhaga: World Health Organization Regional Office for Europe. Disponível em: http://www.euro.who.int/__data/assets/pdf_file/0003/83991/E93701.pdf

[15] Greer, S. L., Vasev, N., Jarman, H., Wismar, M., e Figueras, J. (2019). *It's the governance, stupid! TAPIC: a governance framework to strengthen decision making and implementation*. Relatório da World Health Organization (Policy Brief Report N.º: 33). Disponível em: https://apps.who.int/iris/bitstream/handle/10665/331963/Policy-brief-33-1997-8073-eng.pdf?sequence=1&isAllowed=y

FIGURA 1: Modelo de coprodução da saúde

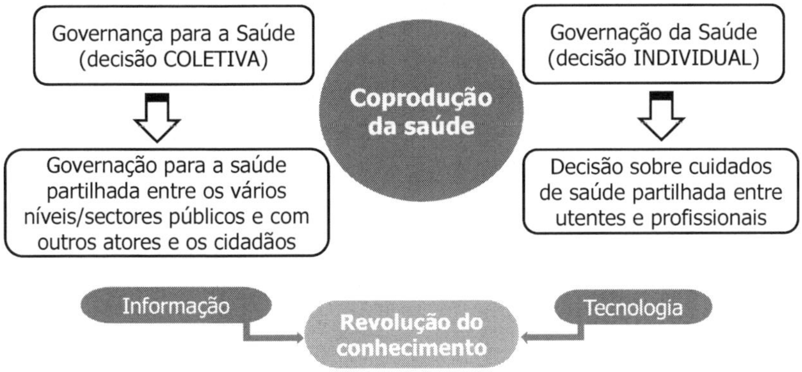

Fonte: Adaptado de Kickbusch *et al.*, 2012[16].

O Plano Nacional de Saúde, sobretudo desde 2012[17], coloca as mesmas questões, nomeadamente a cidadania e a participação enquanto eixos fundamentais para alcançar melhores resultados em saúde.

Isto significa que só pode ser atingido um melhor estado de saúde se o processo resultar de uma decisão partilhada entre os profissionais de saúde ou outros decisores (institucionais ou políticos) e os cidadãos ou as entidades que os representam.

Este conceito entronca num outro proposto pela OMS, os cuidados de saúde centrados na pessoa[18], que se tornou um chavão frequentemente utilizado hoje em dia, mas sobre o qual poucos refletiram e ainda menos o implementaram. Cuidados de saúde centrados na pessoa são aqueles em que existe envolvimento da pessoa cuidada na decisão. Não são cuidados que uma terceira pessoa decide prestar tendo por base o que considera ser o melhor interesse para a outra pessoa.

[16] Kickbusch, I., e Gleicher, D. (2012). *Governance for Health in the 21st Century*. Copenhaga: WHO Regional Office for Europe. Disponível em: www.euro.who.int/__data/assets/pdf_file/0019/171334/RC62BD01-Governance-for-Health-Web.pdf

[17] Direção-Geral da Saúde. (2012). *Plano Nacional de Saúde 2012-2016*. Lisboa: Direção-Geral da Saúde.

Direção-Geral da Saúde. (2015). *Plano Nacional de Saúde: revisão e extensão a 2020*. Lisboa: Direção-Geral da Saúde.

[18] Organização Mundial de Saúde [World Health Organization]. (2016). *Framework on integrated people-centred health services: report by the Secretariat*. Relatório apresentado na World Health Assembly 69. Disponível em: http://apps.who.int/gb/ebwha/pdf_files/WHA69/A69_39-en.pdf?ua=1&ua=1

A OMS utiliza a designação de coprodução, entendida como sinónimo de cocriação, defendendo que só criando em conjunto com as pessoas e as organizações que as representam é possível responder às necessidades e expectativas das pessoas e das comunidades.

Atenta esta noção de comunidade, é muito importante envolver as associações de pessoas que vivem com a doença e, numa perspetiva mais alargada, as associações de utentes e os profissionais de saúde, como um todo. Tal não é utópico, pois, na realidade, já acontece, em diferentes graus, tanto em outros países, como em Portugal. Apesar de a prática não estar, ainda, generalizada, é definitivamente o futuro, porque é uma fonte de satisfação para os decisores, na medida em que percebem que o que fazem é muito mais efetivo, e também promove a satisfação das pessoas e responde melhor às suas necessidades.

O envolvimento e o empoderamento das pessoas e das comunidades é, assim, uma das cinco estratégias preconizadas pela OMS para a concretização de cuidados de saúde integrados e centrados na pessoa[19], incluindo através do envolvimento de organizações representativas e das próprias comunidades, na política de saúde e na gestão do sistema de saúde, mas também da existência de grupos de pares nos cuidados de saúde, da promoção da literacia ou da autogestão da saúde, entre outras medidas.

Desta forma, há um espaço importante para que, individual ou coletivamente, as pessoas identifiquem as suas necessidades, colaborem no planeamento e na implementação das respostas e avaliem as soluções adotadas. Só assim serão possíveis políticas, instituições e cuidados de saúde realmente centrados nas pessoas.

Relativamente àquele que pode ser o papel das associações de pessoas que vivem com doença e outras afins, este passa por defender os direitos e os interesses dos cidadãos em contexto de saúde. Para o efeito, é também necessário que as associações tenham a capacidade de sensibilizar políticos e decisores para estas mesmas necessidades e expectativas.

Neste ponto, entram na ponderação não apenas as necessidades das pessoas, mas também as suas expectativas e preferências em relação à saúde e ao sistema de saúde. É este conjunto de perspetivas que importa incorporar no que são as decisões em saúde. Por exemplo, a pessoa pode

[19] *Ibidem.*

necessitar de cuidados paliativos, mas preferir a sua disponibilização no domicílio. Já a sua expectativa será que o SNS providencie esses cuidados em casa. É deste encontro entre necessidades, preferências e expectativas que devem resultar as políticas e a prestação de cuidados.

Outras áreas onde as associações têm um papel importante a desempenhar incluem a sensibilização dos decisores para as necessidades e expectativas dos cidadãos, a consciencialização pública para o direito à saúde e à participação, bem como a mobilização dos cidadãos para participarem nos processos de tomada de decisão.

Isto entronca com as questões da representatividade e é justo realçar que, hoje, as associações de pessoas que vivem com doença têm uma maturidade que não existia há alguns anos. Nessa altura, mesmo o seu envolvimento a nível político não era tão grande como é hoje. Ao longo dos anos, as associações foram reclamando dos decisores uma participação mais significativa, criaram elas próprias oportunidades para se envolverem nos processos de tomada de decisão que lhes diziam respeito, capacitaram-se e mobilizaram as suas comunidades para uma intervenção mais efetiva. Como consequência, forjou-se uma dinâmica de envolvimento das associações, por parte dos decisores — em particular os políticos —, mais significativa.

Oportunidades para influenciar as decisões

Em Portugal, hoje, existem vários espaços formais de participação, bem como informais. No entanto, a evolução e concretização de ambos não tem sido linear.

O Conselho Nacional de Saúde (CNS), criado em 1990, com a Lei de Bases anteriormente em vigor (Lei n.º 48/90, de 24 de agosto), só foi regulamentado em 2016 (Decreto-Lei n.º 49/2016, de 23 de agosto), tendo começado a funcionar, efetivamente, em 2017. Hoje, no CNS, existem seis representantes dos utentes eleitos pela Assembleia da República. As primeiras associações envolvidas foram: a APDP — Associação Protetora dos Diabéticos de Portugal, a Liga Portuguesa Contra o Cancro, o GAT — Grupo de Ativistas em Tratamentos (VIH, tuberculose e hepatites virais), a APSA — Associação Portuguesa de Síndrome de Asperger, a Familiarmente (uma associação de familiares de pessoas com doença mental) e o MUSP — Movimento dos Utentes dos Serviços Públicos.

Similarmente, o Conselho Nacional de Saúde Mental prevê, desde há muitos anos, um representante das associações desta área.

FIGURA 2: Espaços formais e informais de participação

Espaços formais de participação

- Conselho Nacional de Saúde (DL n.º 49/2016, de 23-ago)
- Conselho Nacional de Saúde Mental (DL n.º 35/99, de 5-fev)
- Conselho Nacional para os Problemas da Droga, das Toxicodependências e do Uso Nocivo do Álcool (DL n.º 1/2003, de 6-jan)
- ERS – Conselho Consultivo (DL n.º 126/2014, de 22-ago)
- INFARMED – Conselho Consultivo (DL n.º 46/2012, de 24-fev), CATS (Deliberação n.º 662/2016) e Projeto INCLUIR
- Serviços de saúde
  - ACeS – Conselho da Comunidade (D.L. n.º 28/2008, de 22-fev)
  - Hospitais: Conselho Consultivo (D.L. n.º 233/2005, de 29-dez)
  - Comissões de utentes (Lei n.º 44/2005, de 29-ago)
  - Gabinete do Cidadão (D.L. n.º 28/2008, de 22-fev)
- Comissões de ética para a saúde (D.L. n.º 80/2018, de 15-out)
- Iniciativas *ad hoc* (por exemplo, Comissão de Revisão da Lei da Bases da Saúde)

Espaços informais de participação

- DGS
  - Plano Nacional de Saúde
  - Programas de Saúde (diabetes, doenças oncológicas, literacia em saúde, saúde mental, etc.)
- ACSS
  - Projeto de teleconsulta na área da psoríase
- INSA
  - Audição de *stakeholders* para a reforma e modernização do INSA
- SPMS
  - Comissão de Acompanhamento da Informatização Clínica
  - Grupo Técnico Independente destinado a avaliar os Sistemas de Gestão do Acesso a Cuidados de Saúde no SNS (Despacho n.º 9317/2017)
  - Grupo de Acompanhamento para a Cibersegurança na Saúde
- Comissão interministerial de coordenação da Estratégia Integrada das Doenças Raras
- CEIC
  - Plenário
- IPQ
  - Comissão Sectorial para a Saúde (CS/09) e respetivos grupos de trabalho
- Administrações Regionais de Saúde / Planos Regionais de Saúde
- Conselhos Municipais de Saúde / Planos Locais de Saúde
- Conselhos Locais de Ação Social

Fonte: Elaboração própria.

Outro exemplo interessante é o do Conselho Consultivo da Entidade Reguladora da Saúde (ERS), a que qualquer organização elegível se pode candidatar, num processo muito transparente que começa com a abertura de um processo de manifestação de interesse.

O INFARMED também tem, desde há muitos anos, dois representantes das associações de doentes e dois representantes das associações de utentes no seu Conselho Consultivo, mas a informação sobre quais são essas organizações não é pública. Além disso, só têm acesso às atas do Conselho Consultivo, que também não são públicas, os representantes dos doentes e dos utentes com assento nesse órgão. As associações têm insistido para que esta informação seja pública porque, como não é possível que todas integrem todos os órgãos consultivos, as que participam devem representar também as questões de associações de outras áreas. É um esforço de transparência e de representatividade. Se não se conhece quem representa os doentes num determinado fórum, não se sabe quem contactar para esclarecer dúvidas ou procurar colocar determinadas questões na agenda.

Mais recentemente, o INFARMED desenvolveu uma outra iniciativa para promover a participação dos representantes de pessoas que vivem com doença — o Projeto INCLUIR. Este tem como objetivo, especificamente, promover o envolvimento dos representantes de pessoas que vivem com doença nos processos de avaliação de comparticipação de medicamentos e de avaliação à introdução prévia de medicamentos e dispositivos médicos, a nível hospitalar.

Já nos estabelecimentos do SNS, embora a participação dos representantes de pessoas que vivem com doença esteja prevista há mais de uma década, a realidade é muito diferente.

Em 2015, um estudo[20] sobre os conselhos da comunidade dos Agrupamentos de Centros de Saúde (ACES) e, mais recentemente, um outro ao nível dos conselhos consultivos nos hospitais, este último promovido e apresentado publicamente pela Associação Portuguesa dos Administradores Hospitalares (APAH), mostram que a participação ainda está longe de ser uma realidade, sendo uma das grandes barreiras a ausência de representação das comissões de utentes, quer ao nível dos cuidados de saúde primários quer dos hospitais, muitas vezes por inexistência da mesma.

Por outro lado, nos poucos conselhos da comunidade dos ACES em que participam representantes dos utentes, o desequilíbrio ao nível da

[20] Serapioni, M. (2016). A participação pública no sistema de saúde português: a experiência dos Conselhos de comunidade. *O público e o privado*, *27*(janeiro–junho), 137–152.

representatividade restringe mesmo a sua capacidade de influência. Por exemplo, enquanto no CNS há seis representantes dos utentes em 30 membros, ou seja, um quinto do total, nos conselhos da comunidade, sobretudo quando envolvem vários municípios, pode existir um representante dos utentes para 15 membros. Isto significa que este representante dos utentes terá muita dificuldade em fazer valer a sua perspetiva.

Este desequilíbrio acaba por isolar o representante dos utentes dos restantes membros. Um maior equilíbrio na representação das pessoas que vivem com doença permite trazer à discussão maior diversidade de perspetivas dos utentes, as quais, muitas vezes, não são assim tão evidentes para quem não vive com determinada doença.

No entanto, como é visível no estudo realizado pela APAH, a participação e o envolvimento dos utentes no dia-a-dia dos hospitais são cada vez mais valorizados pelos administradores hospitalares e há maior disponibilidade nesse sentido, embora tal não aconteça ainda como uma prática regular. Esta disponibilidade merece ser destacada, porque significa que há abertura, por parte dos decisores, para partilhar o seu poder de decisão. Falta criar mais oportunidades para as pessoas participarem, de modo a haver, de facto, possibilidade de influenciar a decisão.

Um exemplo interessante de participação a nível institucional surgiu, recentemente, num projeto-piloto criado pelo Instituto Português de Oncologia (IPO) do Porto, ainda antes da pandemia da covid-19. Foi aberto um processo de candidatura para que os utentes do hospital pudessem integrar a Provedoria do Doente, um órgão consultivo do conselho de administração, e, desta forma, participar nas decisões que afetam os utentes do IPO, nomeadamente através da elaboração de recomendações, sugestões ou pareceres.

Este projeto-piloto evidencia também o papel do decisor na promoção da participação, na medida em que lhe cabe criar oportunidades para envolver as pessoas nas decisões que as afetam. A tomada de decisão pode restringir-se aos gestores ou aos profissionais de saúde, mas será sempre mais informada se envolver representantes das associações de pessoas que vivem com doença ou de utentes da instituição. E a diferença de perspetivas pode ser grande, em alguns casos[21].

[21] Montgomery, A. A., e Fahey, T. (2001). How do patients' treatment preferences compare with those of clinicians? *Qual Health Care*, *10*(Supplement 1), i39–43. Disponível em: http://qualitysafety.bmj.com/lookup/doi/10.1136/qhc.0100039

Já as Comissões de Ética para a Saúde das instituições de saúde também preveem a participação de um elemento da comunidade. No entanto, ao não ser especificado se este é um cidadão ou um utente daqueles serviços, pode ser selecionado um elemento reconhecido da comunidade, que pode não ser utente e não ter a experiência deste sobre a instituição de saúde.

Outros exemplos onde tem existido envolvimento das associações a nível político, de uma forma *ad hoc*, são a Comissão de Revisão da Lei de Bases da Saúde, onde dois membros eram representantes de associações de pessoas que vivem com doença.

Outro exemplo muito recente é o da *task force* da vacinação contra a covid-19. Inicialmente, as associações de pessoas que vivem com doença não a integravam e colocaram essa questão junto do Ministério da Saúde. O primeiro coordenador acolheu essa sugestão de uma forma positiva, passando a reunir com quatro associações, as quais assumiram o compromisso de fazer a ponte com as demais associações que mostraram interesse em acompanhar os trabalhos.

Esta multiplicidade de formas de participação é fundamental para se conseguir alcançar públicos diversos. Por outro lado, não sendo sempre as mesmas pessoas ou organizações a participar nas decisões, ganham-se mais perspetivas e oportunidades para que a decisão final possa ser a mais adequada para todos/as.

Há outros espaços de participação, aqui designados como informais, que, não estando previstos na lei, existem *de facto*. Por exemplo, a DGS não tem formalmente prevista, na sua estrutura, o envolvimento de representantes de pessoas que vivem com doença, apesar de esta estar prevista no Plano Nacional de Saúde, desde 2004. Ainda assim, tem-se verificado a participação das associações ao nível de alguns programas

Sewitch, M. J., Abrahamowicz, M., Dobkin, P. L., e Tamblyn, R. (2003). Measuring differences between patients' and physicians' health perceptions: the patient-physician discordance scale. *J Behav Med, 26*(3), 245–264. Disponível em: http://www.ncbi.nlm.nih.gov/pubmed/12845937

Harrison, J. D., Solomon, M. J., Young, J. M. *et al.* (2008). Patient and Physician Preferences for Surgical and Adjuvant Treatment Options for Rectal Cancer. *Arch Surg., 143*(4), 389–394. Disponível em: http://archsurg.jamanetwork.com/article.aspx?doi=10.1001/archsurg.143.4.389

de Saúde, apesar de *ad hoc* e dependendo da pessoa que está à frente do respetivo programa.

Isto significa que há áreas em que a regra tem sido a inexistência de participação. Uma delas, que tem gerado muitas reclamações das associações, é a elaboração das Normas de Orientação Clínica (NOC), onde a DGS não reconhece, formalmente, qualquer papel às associações.

Para evitar que a participação dos representantes de pessoas que vivem com doença esteja dependente da mera boa vontade dos dirigentes, a Lei n.º 108/2019, de 9 de setembro, que aprovou a Carta para a Participação Pública em Saúde, insta precisamente à formalização da presença destes representantes.

No Plano Nacional de Saúde que está a ser elaborado para 2021–2030, também pela DGS, participam dois representantes das associações, um da Plataforma Saúde em Diálogo e outro da iniciativa «MAIS PARTICIPAÇÃO melhor saúde». Esta é uma oportunidade para seguir as recomendações da OMS aquando da sua avaliação ao Plano Nacional de Saúde 2004–2010[22], isto é, um envolvimento mais precoce, abrangente e consistente das associações no desenvolvimento destas estratégias nacionais.

Mais precoce significa desde o momento em que estão a ser identificadas as áreas a abordar pelo Plano Nacional de Saúde. Já a maior abrangência resulta de não ser possível ter apenas dois representantes das associações de pessoas que vivem com doença, entre várias dezenas de representantes de todas as outras entidades envolvidas na construção do Plano. E a consistência significa que têm de ser envolvidas não só na definição de prioridades, mas também ao longo da execução do Plano e também da sua monitorização e implementação.

No que respeita a espaços informais de participação, destacam-se ainda, por exemplo, a SPMS — Serviços Partilhados do Ministério da Saúde, com várias experiências de envolvimento dos utentes, quer em grupos mais formais quer em interações pontuais para análise de questões específicas, assim como a Comissão de Ética para a Investigação Clínica, onde existe, há muitos anos, um representante das associações, embora tal não esteja formalizado na sua estrutura orgânica.

[22] Organização Mundial de Saúde [WHO Europe]. (2010). *WHO Evaluation of the National Health Plan of Portugal 2004–2010*. Copenhaga: World Health Organization Regional Office for Europe. Disponível em: http://www.euro.who.int/__data/assets/pdf_file/0003/83991/E93701.pdf

O que levamos para o futuro

Da experiência recolhida através da participação dos representantes de pessoas que vivem com doença nas entidades mencionadas, já é possível identificar procedimentos que seria desejável replicar.

É o caso do CNS, no qual os representantes dos utentes têm o mesmo direito de voto e iniciativa que os demais membros, o que não é assim tão comum. Com frequência, as associações são só auscultadas e chamadas a dar parecer, sem votarem em igualdade de circunstâncias com os restantes membros.

Este conceito existe também na Agência Europeia do Medicamento, onde os representantes de pessoas que vivem com doença que participam nos comités científicos têm o mesmo direito de voto que um perito da academia ou um especialista, o que coloca a participação dos utentes em paridade face aos restantes elementos[23].

Existem também organismos em que a representação dos utentes está prevista, mas nunca foi implementada, o que urge concretizar. É o caso da Comissão de Avaliação de Tecnologias da Saúde (Deliberação n.º 662/2016 do INFARMED), cujo regulamento prevê, há vários anos, a presença das associações de doentes no plenário desta comissão, embora ainda não estejam aí representadas.

No entanto, hoje é possível afirmar que, embora ainda não de uma forma generalizada, as associações que representam pessoas que vivem com doença estão a ganhar progressivamente um espaço que lhes é devido, sendo cada vez mais envolvidas, e de forma mais efetiva, nas decisões que afetam as pessoas que representam.

Mesmo ao nível local, onde tem sido mais difícil de concretizar, há sinais positivos, como o de Cascais, que tem assumido um papel paradigmático na promoção da participação cidadã. A autarquia tem procurado o envolvimento dos cidadãos e da comunidade na construção da Estratégia Local de Promoção da Saúde, nomeadamente a de 2016–2020, com questionários aos munícipes, diversos plenários e o desenvolvimento de projetos que trabalham as questões da literacia e da capacitação, como a Academia da Saúde ou o jogo «Desafios Saudáveis».

[23] European Medicines Agency. (s. d.). Patients and consumers. Disponível em: www.ema.europa.eu/en/partners-networks/patients-consumers

Finalmente, a maior maturidade das associações de doentes tem permitido, igualmente, colocar na agenda dos decisores as questões da participação e da representação, contribuindo, progressivamente, para um maior e mais significativo envolvimento de quem vive com doença nas decisões que impactam não só a sua saúde, como a sua vida diária em geral.

13. Comunicação em saúde — o que nos move?

MARTA REIS
Jornalista do Jornal i/Semanário SOL

A atividade profissional do jornalista tem hoje uma grande exposição pública e esta visibilidade caracteriza-a de diferentes formas, consoante o olhar que a analisa seja o dos próprios jornalistas ou o do público em geral.

Numa perspetiva caricatural, o jornalista pode ser alguém que tem como único interesse espiolhar a privacidade alheia ou até um profissional que simplifica em demasia os factos para obter a frase mais *sexy* que venda jornais. Apesar do tom humorístico, a verdade é que as noções acima refletem e, simultaneamente, condicionam as condições em que os jornalistas exercem hoje a sua profissão.

Para abordar o que é o exercício do jornalismo, talvez seja mais esclarecedor procurar, primeiro, responder à questão: o que é a notícia?

Uma notícia tem valores próprios que conferem esse estatuto à informação. E, naturalmente, existem critérios que tornam um acontecimento mais noticiável do que outro.

Figura 1: Clarificação de notícia

- O que é notícia?

Valores-notícia, os «óculos dos jornalista» (e o que se espera do olhar jornalístico)

- Critérios que contribuem para a noticialibidade de um acontecimento (Nélson Traquina)

Critérios de seleção
- Morte
- Notoriedade
- Proximidade
- Relevância
- Novidade/frequênci a
- Tempo (atual/passado)
- Notabilidade
- Inesperado
- Conflito
- Controvérsia

Critérios contextuais
- Disponibilidade
- Equilíbrio
- Visualidade
- Concorrência
- Dia noticioso

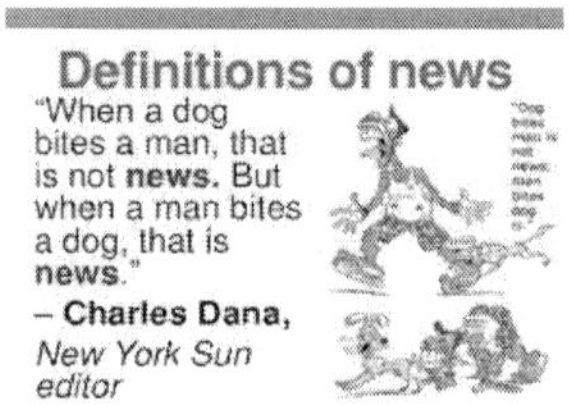

Construção
- Simplificação
- Amplificação
- Personalização
- Dramatização
- Consonância

«Notícia é o que ninguém quer que seja notícia»

Fonte: Elaboração própria.

Entre esses critérios contam-se, por exemplo, a morte, a notoriedade, a proximidade, a relevância, a novidade/frequência, o tempo (atual/passado), a notabilidade, o inesperado, o conflito e a controvérsia.

Os critérios de seleção articulam-se entre si, cumulativamente ou de forma exclusiva, e constituem os «óculos do jornalista», moldando a forma como este profissional identifica um acontecimento como mais noticiável do que outro. Mas estes critérios são também uma espécie de pacto implícito, com a sociedade, que leva a que o público em geral consiga também reconhecer o que é uma notícia.

Para concretizar, dois exemplos: tem mais relevo noticioso um acidente de avião em Portugal do que na Polinésia (critério da proximidade). Também um primeiro transplante de coração, ou a colocação do primeiro coração artificial, tem maior relevância comparativamente a procedimentos e tratamentos que são comuns a todos os hospitais (critério de novidade/frequência).

Atualmente, com a saúde a ser um tema de destaque em todas as notícias, tendo em conta o contexto da pandemia da covid-19, a aplicação destes critérios pode, por vezes, parecer diluída. Mas mantêm-se válidos.

Há também que considerar os critérios contextuais, como, por exemplo, o próprio dia noticioso. Isto significa que uma dada notícia, que poderia ser muito relevante num determinado dia, se for noticiada no mesmo dia em que, por exemplo, morre Amália Rodrigues, será completamente ofuscada pelo dia noticioso.

Já o critério da visualização implica o facto de ser ou não possível que uma dada notícia seja «mostrada» através de imagens, um critério especialmente importante para as televisões.

Existem igualmente critérios associados à construção da própria notícia, como a personalização (existirem pessoas que possam falar sobre o tema e ser citadas pelos jornais ou filmadas pelas televisões), a dramatização (realçar um determinado aspecto do facto noticioso), ou a simplificação (procurar termos mais simples e acessíveis à maioria do público para descrever o acontecimento). Este último critério é, normalmente, muito criticado pelos especialistas porque, quando leem as suas declarações, não reconhecem a sua linguagem na expressão mais simples das notícias.

Uma boa notícia tem pouco público

E chega-se, assim, à questão das «más notícias» e do «porque é que os jornalistas só dão más notícias?».

Com muita frequência, as notícias que destacam um acontecimento negativo são aquelas que preenchem um maior número dos valores-notícia referidos acima e são mais facilmente reconhecíveis, enquanto notícia, por um público mais alargado, no caso dos *media* generalistas.

Por exemplo, para os utentes de um dado hospital, é muito relevante a «boa» notícia da inauguração de uma nova ala pediátrica. Mas tal já não é verdade para o utente de qualquer outro hospital. Enquanto a notícia «negativa», à partida, por preencher mais valores-notícia, significa que é mais relevante para um maior número de pessoas. Para exemplo, basta consultar quais as notícias mais lidas no *site* de cada jornal, ao fim do dia.

FIGURA 2: Análise da relevância da notícia em função da reação do público

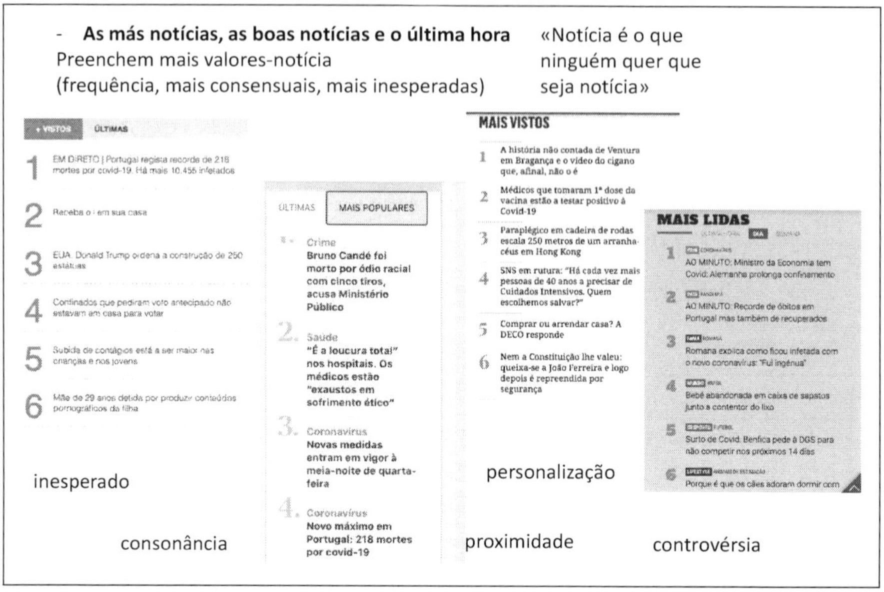

Fonte: Elaboração própria.

Nestas notícias é possível encontrar valores-notícia como o inesperado, a personalização, a controvérsia. As descrições mais dramáticas, mais negativas e mais personalizadas acabam por ter sempre muito maior retorno no que toca à reação do público.

Além dos «óculos» que os jornalistas colocam para produzir as notícias, têm também de ter em conta o que determina o Código Deontológico que rege a profissão, aprovado no 4.º Congresso dos Jornalistas, a 15 de janeiro de 2017, e confirmado em referendo realizado em outubro do mesmo ano.

Figura 3: Código Deontológico do Jornalista

O código deontológico

1. O jornalista deve relatar os factos com rigor e exatidão e interpretá-los com honestidade. Os factos devem ser comprovados, ouvindo as partes com interesses atendíveis no caso. A distinção entre notícia e opinião deve ficar bem clara aos olhos do público.

2. O jornalista deve combater a censura e o sensacionalismo e considerar a acusação sem provas e o plágio como graves faltas profissionais.

3. O jornalista deve lutar contra as restrições no acesso às fontes de informação e as tentativas de limitar a liberdade de expressão e o direito de informar. É obrigação do jornalista divulgar as ofensas a estes direitos. **«não respondeu»**

4. O jornalista deve utilizar meios leais para obter informações, imagens ou documentos e proibir-se de abusar da boa-fé de quem quer que seja. A identificação como jornalista é a regra e outros processos só podem justificar-se por razões de incontestável interesse público e depois de verificada a impossibilidade de obtenção de informação relevante pelos processos normais.

5. O jornalista deve assumir a responsabilidade por todos os seus trabalhos e atos profissionais, assim como promover a pronta retificação das informações que se revelem inexatas ou falsas.

6. O jornalista deve recusar as práticas jornalísticas que violentem a sua consciência.

7. O jornalista deve usar como critério fundamental a identificação das fontes. O jornalista não deve revelar, mesmo em juízo, as suas fontes confidenciais de informação, nem desrespeitar os compromissos assumidos, excepto se o usarem para canalizar informações falsas. As opiniões devem ser sempre atribuídas. **«on/off»**

8. O jornalista deve salvaguardar a presunção de inocência dos arguidos até a sentença transitar em julgado. O jornalista não deve identificar, direta ou indiretamente, as vítimas de crimes sexuais. O jornalista não deve identificar, direta ou indiretamente, menores, sejam fontes, sejam testemunhas de factos noticiosos, sejam vítimas ou autores de atos que a lei qualifica como crime. O jornalista deve proibir-se de humilhar as pessoas ou perturbar a sua dor.

9. O jornalista deve rejeitar o tratamento discriminatório das pessoas em função da ascendência, cor, etnia, língua, território de origem, religião, convicções políticas ou ideológicas, instrução, situação económica, condição social, idade, sexo, género ou orientação sexual.

10. O jornalista deve respeitar a privacidade dos cidadãos exceto quando estiver em causa o interesse público ou a conduta do indivíduo contradiga, manifestamente, valores e princípios que publicamente defende. O jornalista obriga-se, antes de recolher declarações e imagens, a atender às condições de serenidade, liberdade, dignidade e responsabilidade das pessoas envolvidas.

11. O jornalista deve recusar funções, tarefas e benefícios suscetíveis de comprometer o seu estatuto de independência e a sua integridade profissional. O jornalista não deve valer-se da sua condição profissional para noticiar assuntos em que tenha interesse.

Fonte: https://jornalistas.eu/novo-codigo-deontologico.

O Código Deontológico do Jornalista estabelece as regras que devem orientar o seu exercício profissional, como o dever de separar notícias de opiniões. Em Portugal, infelizmente, esta separação nem sempre acontece e é visível como tem crescido o número de comentadores--jornalistas e vice-versa.

O Código Deontológico determina também que o jornalista deve combater a censura e o sensacionalismo e lutar contra as restrições de acesso às fontes de informação. Quando surge, nas peças jornalísticas, a indicação de que a «a entidade X não respondeu», isso faz parte do que o jornalista considera ser o seu dever de clarificar o leitor quando não existe uma resposta.

Quanto à forma como se tem acesso à informação, a identificação do jornalista deve ser a regra. Por isso, o anonimato do jornalista e a utilização de câmaras ocultas ou de procedimentos do género são censuráveis, exceto quando o interesse público da informação for claramente muito relevante.

Também é obrigatória a identificação das fontes de informação e o anonimato é um recurso de última via, e sempre só para noticiar factos, nunca opiniões. O anonimato pode ser utilizado para reportar uma situação em que é necessário proteger a fonte, caso o jornalista esteja convicto de que esta corre algum risco se for público que forneceu determinada informação. Nunca para ataques pessoais.

Quanto às questões dos conflitos de interesse, eles colocam-se com frequência nesta atividade e, como consequência, mancham a credibilidade do jornalista perante a sociedade. Na saúde, já foram várias as situações de conflito de interesses que acabaram também por ser noticiadas, nomeadamente o patrocínio, por empresas farmacêuticas, de viagens para jornalistas que, depois, supostamente, noticiariam determinado tratamento.

Felizmente, a crise económica de 2010–2013 limitou muito este tipo de conflitos de interesse. E, para que fique completamente claro, fiz também viagens patrocinadas por empresas farmacêuticas, não para noticiar a molécula X, mas para conhecer os avanços científicos que eram apresentados e sobre os quais escrevi, como é público e possível de ser consultado.

A multiplicidade das fontes de informação obriga o jornalista a uma boa seleção, até para prevenir eventuais conflitos de interesse. As fontes podem ser pessoas que intervenham nos acontecimentos noticiados, instituições ou documentos. Relativamente a esta última, existe legislação a que os jornalistas se veem obrigados a recorrer com alguma frequência, que é a Lei de Acesso aos Documentos Administrativos (Lei n.º 26/2016, de 22 de agosto). Esta lei permite que qualquer pessoa, jornalista ou não, tenha acesso a documentos de entidades públicas que sejam ilustrativos do seu funcionamento, como relatórios de contas, procedimentos de contratação pública, documentos de gestão dos recursos humanos, etc.

Os jornalistas recorrem a esta legislação quando a informação é negada pelas entidades públicas sem estar classificada como reservada. É um processo demorado e que, com frequência, termina com a intervenção da CADA (Comissão de Acesso aos Documentos Administrativos) a dar instruções à entidade em causa para responder e permitir o acesso aos documentos.

Outra fonte de informação são as agências de comunicação. Na saúde, sempre que se assinalam efemérides, por exemplo, o que acontece quase diariamente, as agências de comunicação estão continuamente a apresentar propostas de entrevistas a médicos ou doentes às quais é humanamente impossível um jornalista corresponder.

Existem ainda as fontes anónimas, como nos casos em que aparecem nas redações *dossiers* com documentos. Estas situações ainda acontecem. Há pessoas que se dedicam a investigar determinadas situações e que depois fazem chegar toda a documentação ao jornalista, sem se identificarem.

Fontes especialistas e jornalistas especializados

Existem também os «especialistas», assim com aspas, que são pessoas que comentam os acontecimentos sem terem neles qualquer intervenção. Por exemplo, no decorrer da pandemia, têm sido inúmeros os «especialistas» que têm surgido no espaço mediático, nem sempre em benefício da qualidade da informação. E quanto mais a comunicação das instituições diretamente envolvidas nos acontecimentos deixar vazios na informação, e não responder a perguntas concretas colocadas pelos jornalistas, mais esse vazio é ocupado por estes «especialistas».

Uma das questões que se colocam atualmente no jornalismo é a importância, ou não, de existirem jornalistas especializados nas redações dos *media* generalistas. As redações de cada órgão de comunicação social dividem-se internamente por temas, como a saúde, educação, justiça, que, por sua vez, se integram numa editoria mais alargada designada por sociedade. Existem também editorias de política, economia, desporto, que se subdividem igualmente em temas específicos. Esta organização implica que há jornalistas que se dedicam sobretudo a cada uma das áreas temáticas e é aqui que podem existir os jornalistas especializados, ou seja, aqueles que trabalham quase exclusivamente em torno de um determinado tema.

A especialização está a cair em desuso nas redações, motivada principalmente pelo seu emagrecimento, que torna os jornalistas cada vez mais especialistas em tudo e mais alguma coisa. Ao contrário do que acontece noutros países, em Portugal já não existia uma grande tradição de jornalistas especializados e o seu número tem vindo a decair.

Uma das vantagens de existir jornalismo especializado reside na memória que esse jornalista passa a ter ao acompanhar uma determinada área, o que lhe permite rapidamente contextualizar os temas, dominar os conceitos e simplificá-los sem erros, relativizar os temas e dominar regras de um código de conduta partilhado. Por exemplo, no caso da saúde, esse código determina que não sejam noticiados os detalhes de suicídios particulares (método, por exemplo) ou os nomes comerciais dos medicamentos.

Como desvantagens, a especialização implica que o jornalista, tendencialmente, faça abordagens mais complexas dos temas, possa desvalorizar elementos que considere básicos ou repetitivos (por exemplo, quantas vezes já se noticiou a reforma da saúde?) e tenha uma convivência prolongada com as mesmas fontes. Esta convivência, que pode acontecer durante anos, cria, naturalmente, simpatias ou antipatias que podem toldar o juízo do jornalista relativamente ao que essa fonte diz.

Jornalismo, redes sociais e comentadores: como triar informação fidedigna?

Nos dias de hoje, o jornalismo continua a assumir-se como o quarto poder, embora a expressão tenha sido, aparentemente, cunhada no século XIX. O jornalismo continua a significar um contributo importante para o escrutínio público das instituições e para a prestação de contas.

Na área da saúde, isto representa o escrutínio da atividade dos hospitais, das contas, do desempenho dos organismos públicos, além do reportar do dia-a-dia, encontrar histórias e escrever reportagens.

E, hoje, o jornalismo é também um pouco mais. Aquilo que vivemos atualmente, com o público a considerar como informação opiniões que deturpam os factos, cria um contexto muito perigoso e propício à desinformação.

Em Portugal, dados de um Eurobarómetro de 2018 mostravam que mais de metade da população tinha dificuldade em identificar notícias e informações que deturpam a realidade, um valor abaixo da média da União Europeia e que nos deve deixar preocupados, sobretudo quando a proliferação de factos errados sai, com frequência, das redes sociais para comentadores e *opinion makers*. Por exemplo, com o início da pandemia da covid-19, assistiu-se ao disparar de imensos grupos nas redes sociais que seriam, supostamente, de informação.

Segundo o MEDIALAB do ISCTE/IUL, em março de 2020, apenas 12 grupos sobre o novo coronavírus haviam mobilizado mais de 650 mil membros e registavam mais de 789 mil interações por semana. O algoritmo das redes sociais aproxima-nos de quem tem as mesmas convicções e isso tem mais força para o leitor do que qualquer jornal que esteja à venda e que noticie informação fidedigna.

Figura 4: Consumo de publicações periódicas *vs.* consumo de redes sociais

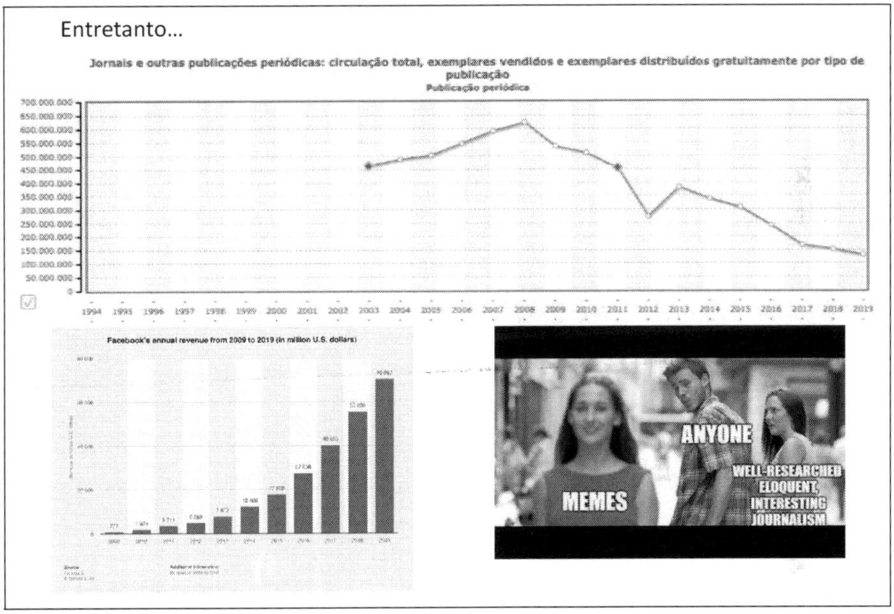

Fonte: PORDATA / INE.

Simultaneamente, há uma crise declarada no sector da imprensa escrita, que corresponde a uma cada vez menor circulação dos jornais. A circulação total, paga e gratuita, caiu brutalmente nos últimos anos, já as redes sociais cresceram muito no mesmo período. E isto é um círculo vicioso na medida em que um jornal é uma empresa e, sem vendas, não pode ter uma estrutura forte, acabando por reduzir a qualidade e o tempo que os jornalistas têm para fazer o seu trabalho.

Falamos de jornalismo independente e dos diferentes projetos que têm surgido em Portugal, com investigação e reportagem aprofundada, o chamado *slow journalism*. Mais do que uma diabolização do *fast journalism*, que reflete a sociedade mediatizada e cada vez mais tecnológica em que vivemos, precisamos de nos reinventar na cobertura noticiosa da atualidade, indispensável para uma sociedade informada e com maior transparência e partilha de informação nas decisões que influenciam o quotidiano de todos.

O jornalismo continua a ser, como escreveu Gabriel García Márquez, a melhor profissão do mundo e, na área da saúde, é uma profissão que permite conhecer histórias muito bonitas, pessoas de áreas variadas e que nos dá imenso mundo.

E é tudo isto que nos move.

FIGURA 5: O jornalismo é a melhor profissão do mundo

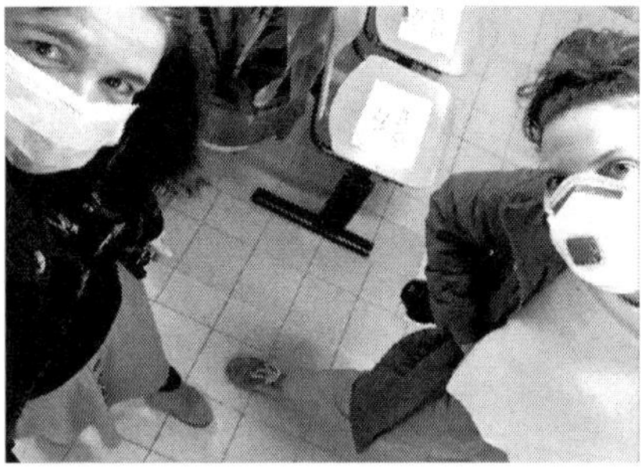

Ninguém que não tenha nascido para isso e esteja disposto a viver só para isso poderia persistir numa profissão tão incompreensível e voraz, cuja obra termina depois de cada notícia, como se fora para sempre, mas que não concede um instante de paz enquanto não torna a começar com mais ardor do que nunca no minuto seguinte.

«El mejor ofício del mundo», Gabriel García Márquez

Fonte: Elaboração própria.

14. Comunicação em saúde — um trabalho de colaboração

CÉLIA ROSA
Assessora de Comunicação
Instituto Português de Oncologia de Lisboa Francisco Gentil

Quando se fala em comunicação em saúde, pode-se referir a relação entre profissionais e/ou instituições e o público e as comunidades; a literacia ou a educação para a saúde (prevenção da doença ou promoção de comportamentos saudáveis); os riscos para a saúde em situações de crise ou catástrofe; artigos de opinião, jornalísticos ou livros.

Esta expressão designa também a utilização das várias ferramentas da disciplina da comunicação ao serviço da relação das instituições de saúde com os seus múltiplos públicos.

Devido à pandemia da covid-19, a saúde esteve permanentemente nas primeiras páginas dos jornais e na abertura de noticiários, a opinião pública sempre teve uma grande apetência para este tema, seja na dimensão da informação em saúde, do funcionamento do sistema de saúde e das suas organizações ou do desenvolvimento de novos medicamentos. Acompanhando a relevância social e mediática que a área da saúde tem ganho, são cada vez mais os hospitais e agrupamentos de centros de saúde que têm gabinetes de comunicação ou que contratam agências de comunicação. A comunicação de uma instituição de saúde exige regras éticas e deve ser feita por profissionais, porque só assim se consegue servir corretamente os valores da organização, os seus profissionais e os seus públicos.

A comunicação institucional deve refletir a identidade e a cultura da organização; reafirmar a sua missão, valores e visão; estabelecer e manter relações de confiança com os seus parceiros e públicos; motivar e esclarecer o público interno e externo; informar sobre os serviços prestados; e ser realizada de forma profissional, verdadeira e ética, valorizando a imagem ou marca da organização.

É igualmente fundamental ter atenção a que público se dirige determinada comunicação da instituição, pois é diferente comunicar para doentes e familiares ou para o seu público interno, colaboradores, parceiros ou centros de investigação.

O facto de ter trabalhado durante duas décadas como jornalista, abordando também temas de saúde, e de ser agora responsável pela comunicação de uma instituição de saúde revelou-se importante para compreender como reagem as organizações de saúde aos jornalistas e o que é necessário para que a relação entre ambos possa ser de parceria e de respeito pelo trabalho mútuo.

De uma forma geral, a maioria das instituições de saúde tem receio da presença do jornalista. E a forma como muitos jornalistas trabalham hoje, com pouco tempo para triar a informação, pouca preparação na área da saúde e sem o trabalho de casa feito em relação aos temas que querem abordar, também não ajuda a ultrapassar esta desconfiança.

Mas a organização tem igualmente de fazer o seu trabalho de casa e perceber qual a informação que pode dar de forma proativa aos jornalistas e qual a informação que necessita de uma contextualização para que a sua divulgação não crie mais dúvidas. Fundamental, num organismo da administração pública, é que o assessor de comunicação e imprensa colabore com o jornalista. É um facto consumado que a maioria dos jornalistas não gosta dos assessores de imprensa. Talvez porque, muito frequentemente, se deparam com assessores que não entendem o seu trabalho ou como poderiam beneficiar as suas organizações se tivessem uma postura de colaboração com os jornalistas.

Uma entrevista prepara-se antecipadamente

Em saúde, tal como em qualquer outra área, o assessor de comunicação e imprensa deve conhecer os temas que trabalha e as ferramentas de comunicação a utilizar, de acordo com os diferentes objetivos. É igualmente necessário que conheça muito bem a cultura da organização em que exerce, os seus valores, o que comunicar e como e a quem quer chegar.

Nas organizações de saúde há histórias de pessoas e de tratamentos que podem constituir notícia e o assessor deve saber identificá-las e quando as transmitir aos jornalistas. O assessor deve ser proativo e, para isso, tem de trabalhar em plena confiança com os conselhos de administração. Compete também ao assessor de comunicação e imprensa de uma organização de saúde preparar os profissionais das instituições para entrevistas aos *media*, seja quando estas são propostas próprias ou resultam da solicitação de jornalistas.

FIGURA 1: Preparar uma entrevista como entrevistado

O Entrevistado

- **Conhecer o assunto de que vai falar e fazê-lo de acordo com a visão da sua organização**
- **Evitar linguagem técnica; usar linguagem acessível, clara, simples**
- **Preparar estratégias para responder a perguntas inesperadas (pausa de segundos para ganhar tempo, usar frases «muleta», «ocas»)**
- **Não perder «o fio à meada»**
- **Fazer-se entender à primeira**
- **Evitar frases tipo «não comento», «não confirmo nem desminto»**

Fonte: Elaboração própria.

Numa organização de média ou grande dimensão, há oportunidade de, em entrevistas, dar voz a mais profissionais do que apenas ao presidente do conselho de administração ou aos diretores de serviço.

Valorizar as pessoas dentro das instituições é também dar-lhes ocasiões em que possam destacar o seu trabalho e dar-lhes visibilidade pública.

Independentemente da categoria profissional do entrevistado — membro do conselho de administração, médico ou enfermeiro —, há um conjunto de regras que devem ser seguidas. E a primeira delas é colocar por escrito os temas sobre os quais se pretende falar. Colocar as coisas no papel obriga a refletir sobre elas e triar o que é realmente importante comunicar sobre aquele tema.

O entrevistado tem, claro, de conhecer o assunto sobre o qual vai falar e separar a sua opinião pessoal do que é a cultura e a visão da organização que representa. Numa entrevista em que represente a instituição, não há espaço para as opiniões pessoais do entrevistado.

Caso a entrevista se destine ao público em geral, é ainda fundamental evitar linguagem rebuscada e termos técnicos. A linguagem a usar deve ser acessível, clara e simples e o entrevistado tem de ter consciência de que o jornalista é um mediador com o público e vai fazer uma interpretação da informação especializada que lhe é transmitida. Assim, quanto mais clara e simples for a linguagem empregue, menor é o risco de que a simplificação que o jornalista vai fazer gere dúvidas ou más interpretações. Ter presente, também, que frases como «não comento» não são abonatórias para a imagem das organizações.

Há um ponto muito importante que é ter consciência de que o entrevistado não interfere no trabalho do jornalista. Tudo o que entrevistado considerar que deve dizer, ou fazer, tem de ser pensado e realizado antes da entrevista. Porque, se uma entrevista requer preparação prévia do jornalista, exige igualmente o mesmo do entrevistado. Pedir para ler a peça antes da publicação, por exemplo, é algo que nem o entrevistado nem o assessor de comunicação e imprensa devem fazer. O que há a fazer é disponibilizar-se para colaborar com o jornalista, caso este tenha alguma dúvida, facilitando o contacto.

Permitir opções ao jornalista

Quando um jornalista contacta um assessor de imprensa e pretende deslocar-se a uma instituição de saúde para realizar um trabalho sobre um determinado tema, cabe ao assessor de imprensa preparar o que a organização tem a dizer sobre esse tema e, simultaneamente, identificar que outras realidades se associam a ele e podem, também elas, ser notícia. Porque embora o jornalista venha à instituição com uma ideia prévia definida, quando chega ao terreno pode encontrar, ou ser alertado para, uma realidade diferente e, até, acabar por mudar o seu tema de trabalho. Essa possibilidade, de permitir opções ao jornalista, compete ao assessor de comunicação e imprensa. Já a escolha final será sempre do jornalista.

Esta perceção é importante e contribui para uma boa comunicação por parte da instituição de saúde. Infelizmente, não está ainda generalizada nos gabinetes de comunicação dos hospitais do Serviço Nacional de Saúde (SNS). Embora quase todos tenham gabinetes de comunicação, a maioria não integra profissionais com formação na área, acabando por funcionar como meros gabinetes administrativos. Às vezes, os jornalistas contactam uma instituição e/ou o assessor de comunicação às 7h, outras, às 22h. E muitos dos profissionais dos gabinetes de comunicação dos hospitais públicos terminam o seu trabalho às 16h ou 17h, sem qualquer atenção aos tempos de trabalho dos jornalistas e, consequentemente, sem capacidade de colaborar com estes.

Ao invés de os gabinetes de comunicação se assustarem com as perguntas que os jornalistas colocam, seria mais positivo para todos encará-los como um parceiro e compreender o seu trabalho. As organizações de saúde têm de ser transparentes e devem mostrar os seus resultados, para isso, é inevitável que colaborem com os jornalistas.

E essa colaboração passa também por saber como transmitir a informação. Há um ano, o jornal *Diário de Notícias* (DN) pediu informação ao IPO de Lisboa sobre as suas listas de espera para cirurgia. Essa informação foi pedida depois por mim aos serviços, coligida e analisada antes de ser enviada ao jornalista. Ao analisá-la, foi possível perceber que muitos doentes do IPO de Lisboa estavam a recusar o vale cirurgia. Assim, em vez de enviar números em bruto ao jornalista, a informação foi previamente contextualizada para que pudessem ser utilizados não apenas os números, mas também o seu enquadramento. O resultado foi a publicação de duas notícias pelo DN. Uma que indicava os números das pessoas em espera no IPO de Lisboa e outra que titulava «Doentes preferem aguardar por operação no IPO de Lisboa». Esta última, uma informação positiva para a imagem de confiança que a instituição quer ter na comunidade.

As notícias não são dadas só pelos jornalistas

Na perspetiva de uma organização, existem dois tipos de notícias: as que contribuem de forma positiva para a sua imagem e as que a desfavorecem.

No caso do IPO de Lisboa, uma notícia positiva é, por exemplo, o inquérito de satisfação que foi realizado aos utentes, e cujos resultados foram comunicados aos jornalistas, por iniciativa do IPO, e que indicavam um grau elevado de agrado com os serviços prestados.

Quanto a notícias negativas, um exemplo deste último ano, e já com as regras sobre lotação de espaços e distanciamento social em vigor, foi a informação em relação à formação de longas filas, na rua, num dia de verão, para colheita de sangue. Refiro este último exemplo para sublinhar que as notícias nem sempre nascem da iniciativa dos jornalistas ou das organizações. Atualmente, com a capacidade de fotografar e divulgar rapidamente uma informação no mundo *online*, muitas notícias, como é o caso desta, resultam da ação do cidadão e da sua perceção sobre a realidade.

No caso do IPO de Lisboa, há muitos exemplos de informação transmitida diretamente pelos cidadãos, como *posts* nas redes sociais colocados por doentes que ali estão internados ou, mesmo, o caso de uma figura pública que deu uma entrevista para a televisão, a partir do seu telemóvel, no quarto onde estava em internamento. As pessoas têm acesso ao espaço mediático com uma enorme facilidade e as organizações de saúde têm de perceber como lidar com essas novas formas de comunicação que, por si, geram notícias.

Numa crise, esclarecer, esclarecer, esclarecer

Figura 2: Passos para gerir uma crise

Gestão de Crise

- **Situação que tem potencial para afetar a imagem, reputação ou normal funcionamento de uma organização (exemplo: covid-19)**
- **Minimizar as consequências através da comunicação:**
  - **rápida, rigorosa, segura e sensível**
- **Identificação do porta-voz, que será a única pessoa a prestar declarações à imprensa**

Fonte: Elaboração própria.

Uma crise tem de ser gerida com cautela, mas de forma rápida. Tem de existir rigor na informação e é preciso esclarecer claramente as dúvidas que se levantem em relação a uma dada situação e/ou organização. Um exemplo de comunicação em momentos de crise é o vivido pelo IPO de Lisboa em junho de 2020, devido a um foco de covid-19.

O número de questões que cada jornalista fazia era impossível de responder em tempo útil, e, simultaneamente, era fundamental que a instituição passasse uma palavra de confiança aos seus doentes e familiares. O IPO de Lisboa decidiu então fazer uma conferência de imprensa, com toda a informação sobre o que se estava a passar, como estava o problema a ser resolvido e a apelar aos doentes para que não deixassem de ir às suas consultas.

A conferência de imprensa é uma boa forma de chegar ao público, mas só pode ser convocada quando o tema o justifica e é relevante para as pessoas. Os jornalistas não se vão deslocar a uma conferência de imprensa quando o tema não lhes fornece notícia ou não anteveem possibilidade de obter os esclarecimentos que pretendem.

Por vezes, uma crise pode ser desencadeada não por um acontecimento, mas por uma notícia que seja incorreta. A 6 de abril de 2018, o *Correio da Manhã* publicou uma manchete na qual titulava «Exames ao cancro feitos na morgue» no IPO de Lisboa. Esta não é uma notícia verdadeira. Houve um problema com os gases na sala da Anatomia Patológica e alguns exames desta especialidade — tecidos, tumores — estavam a ser realizados na sala de autópsias. Mas quem lê esta manchete pensa imediatamente que estão a ser realizados exames com pessoas na sala de autópsias. Obviamente, os telefones do IPO de Lisboa entupiram com questões por parte dos doentes. Este é igualmente um momento de crise, em que uma notícia enganadora afeta a imagem, a credibilidade de uma instituição e põe em causa a confiança dos seus doentes.

Aqui, a decisão tomada foi a de investir no esclarecimento direto aos doentes e jornalistas e não responder através de um comunicado. Divulgar uma resposta ou um desmentido seria voltar a ter este tema novamente nas notícias no dia seguinte, sem garantias de que esclareceria os utentes do IPO de Lisboa. Mas não reagir via comunicado não significa não fazer nada. Neste caso, entrou-se em contacto com o jornalista do *Correio da Manhã* para o informar de que a notícia era falsa e os factos corretos foram dados a todos os jornalistas que contactaram o IPO de Lisboa. O resultado foi, ao longo do dia, a notícia inicial ser progressivamente substituída pela informação correta até deixar de ser notícia.

Comunicar é chegar às pessoas

Além do contacto com os jornalistas e da elaboração de estratégias de comunicação para a organização, são várias as funções do gabinete de comunicação de uma instituição de saúde.

Figura 3: Funções do gabinete de comunicação do IPO de Lisboa

Gabinete de Comunicação do IPO de Lisboa

- **Comunicação interna (*intranet*, *newsletter*, ações promotoras da identidade corporativa e dos valores do IPO);**
- **Comunicação externa (*internet*, redes sociais, relações com a imprensa e com os parceiros);**
- **Produção e conceção de materiais informativos para doentes e público**
- **Apoio e conceção gráfica (*paper's*, *posters*, vídeos, etc.);**
- **Gestão do anfiteatro e auditório;**
- **Apoio à realização de conferências e eventos;**
- **Desenvolvimento de projetos de responsabilidade social (agenda solidária IPO, etiquetas solidárias, donativos);**
- **Reprografia.**

Fonte: Regulamento Interno do Instituto Português de Oncologia de Lisboa Francisco Gentil, EPE.

Das redes sociais em que o IPO de Lisboa está presente, o Facebook é a página mais ativa. O que o público da instituição mais gosta de ver são imagens e vídeos dos profissionais e é isso que mostramos. O público gosta de conhecer quem o trata e o cuida.

Estar presente nas redes sociais, onde estão as pessoas, os doentes, os seus familiares, os nossos parceiros é imprescindível para projetar a imagem do IPO de Lisboa que queremos comunicar, a de uma instituição transparente e de confiança.

Em 2023, o IPO de Lisboa celebra o seu centenário. É uma instituição altamente tecnológica, com profissionais extremamente diferenciados, onde se administram os medicamentos mais sofisticados. E tinha uma imagem totalmente desadequada em relação ao trabalho que ali é feito.

Houve oportunidade de fazer um *rebranding* da imagem, apesar de alguma polémica interna, pois muitos profissionais argumentavam que o símbolo do IPO de Lisboa era centenário e não devia ser alterado. Este *rebranding* teve de conjugar a imagem de uma instituição centenária com a capacidade de comunicar com os seus doentes de hoje, e com o público que a contacta e conhece.

Foi também criado um *site* novo, mais adaptado à nova imagem do instituto. Optou-se por criar um de raiz e não seguir o modelo fornecido pelos Serviços Partilhados do Ministério da Saúde e que está em utilização na maior parte dos hospitais do SNS.

O *site* atual foca aquilo que as pessoas procuram, nomeadamente, informação sobre os serviços clínicos, o que são e o que fazem; como é que o doente pode aceder ao IPO de Lisboa; quais são os direitos e deveres dos doentes oncológicos; e que apoios e serviços há na instituição. Em 2020, devido à pandemia, decidiu-se criar também uma área só dedicada ao coronavírus, atendendo a todas as especificidades do público da instituição.

E o facto de o IPO ser *covid free* implica ter o cuidado de comunicar todas as regras e procedimentos implementados e as suas alterações, através dos diferentes meios: informação em papel porque temos utentes já com alguma idade e sem acesso às novas tecnologias, mas também no *site*, nas redes sociais e através da *app* do IPO.

Devido às características do instituto, o gabinete de comunicação também desenvolve a área da responsabilidade social, no âmbito da qual tem sido possível desenvolver alguns projetos interessantes e que se têm revelado financeiramente atraentes, permitindo algum investimento adicional na melhoria das condições de acolhimento dos doentes.